Guidelines for
Diagnosis and Treatment of Breast Cancer
with Combination of Traditional Chinese Medicine and Western Medicine

# 乳腺癌
# 中西医结合诊疗指南

主审　朴炳奎　徐兵河

主编　卢雯平　马　飞

U0189470

中国科学技术出版社
·北 京·

**图书在版编目（CIP）数据**

乳腺癌中西医结合诊疗指南 / 卢雯平，马飞主编 . 北京：中国科学技术出版社，2024.11. -- ISBN 978-7-5236-1155-5

Ⅰ. R737.9-62

中国国家版本馆 CIP 数据核字第 2024MW9663 号

---

| | | |
|---|---|---|
| **策划编辑** | 靳　婷　延　锦 | |
| **责任编辑** | 靳　婷 | |
| **文字编辑** | 延　锦 | |
| **装帧设计** | 佳木水轩 | |
| **责任印制** | 徐　飞 | |

---

| | | |
|---|---|---|
| **出　　版** | 中国科学技术出版社 | |
| **发　　行** | 中国科学技术出版社有限公司 | |
| **地　　址** | 北京市海淀区中关村南大街 16 号 | |
| **邮　　编** | 100081 | |
| **发行电话** | 010-62173865 | |
| **传　　真** | 010-62179148 | |
| **网　　址** | http://www.cspbooks.com.cn | |

---

| | | |
|---|---|---|
| **开　　本** | 880mm×1230mm　1/16 | |
| **字　　数** | 115 千字 | |
| **印　　张** | 4.75 | |
| **版　　次** | 2024 年 11 月第 1 版 | |
| **印　　次** | 2024 年 11 月第 1 次印刷 | |
| **印　　刷** | 北京盛通印刷股份有限公司 | |
| **书　　号** | ISBN 978-7-5236-1155-5/R·3387 | |
| **定　　价** | 38.00 元 | |

---

# 编委会名单

| 工作组 | 孙　红 | 北京大学肿瘤医院 |
| | 廖　星 | 中国中医科学院基础医学研究所 |
| | 宋恩峰 | 武汉大学人民医院 |
| | 张丽梅 | 中国中医科学院广安门医院 |
| | 卓至丽 | 中国中医科学院广安门医院 |
| | 常　磊 | 中国中医科学院广安门医院 |
| | 崔永佳 | 中国中医科学院广安门医院 |
| | 郝志晔 | 中国中医科学院广安门医院 |
| | 姜奕慈 | 北京核工业医院 |
| | 马　丹 | 武汉大学人民医院 |
| | 梅荷婷 | 中国中医科学院广安门医院 |
| | 万亮琴 | 北京市鼓楼中医医院 |
| | 王瑞鹏 | 中国中医科学院广安门医院 |
| | 王雅楠 | 中国中医科学院广安门医院 |
| | 闫会苓 | 山东省济宁市第一人民医院 |
| | 张冬妮 | 中国中医科学院广安门医院 |
| | 张梦凡 | 中国中医科学院广安门医院 |
| | 张炜玄 | 中国中医科学院广安门医院 |
| | 张一弛 | 中国中医科学院广安门医院 |
| | 左　曦 | 中国中医科学院广安门医院 |

# 内容提要

　　本指南在循证基础上概述了乳腺癌现代医学诊断、治疗现状和方法，制订了乳腺癌急病期（围术期、围化疗期、围放疗期）相关并发症及不良反应的中医管理、早期乳腺癌巩固阶段的中医强化治疗、晚期姑息性治疗、不同分子分型乳腺癌的中医管理、乳腺癌随访期伴随疾病（症状，包括血脂异常、精神心理、癌因性疲乏、骨关节相关症状、手足皮肤不良反应）的中医管理。本书涵盖了中医肿瘤内科、西医肿瘤内科、药学、肿瘤外科、放疗科、循证医学等学科，层次清楚，特点在于立足临床，中西医融通、理论与临床紧密联系，具有较强的科学性、规范性及实用性，旨在规范乳腺癌的中西医结合诊断、治疗，弥补指导性文件空缺状况，为临床医师提供中西医结合的标准化处理策略与方法，全面提高中西医结合治疗乳腺癌的临床疗效和科研水平，促进与国际学术发展接轨。本指南适用于浸润性乳腺癌的全程管理，可供各等级医院肿瘤科专业的中医（中西医结合）执业医师及经过中医培训的西医临床执业医师阅读参考，亦可供相关护理人员和药师借鉴。

# 序

　　根据最新发布的全国癌症统计数据，女性恶性肿瘤发病率第 1 位为乳腺癌。乳腺癌已成为当前社会的重大公共卫生问题。国家近几年对于癌症越来越重视，《"健康中国2030"规划纲要》提到要关注癌症，提高生存率。目前乳腺癌 5 年生存率达 80%，继续提高虽有困难，但我们要思考怎样可以再提高。

　　中医学和西医学是两个不同的独立体系，但不是孤立的，都各自从对方甚至更多的学科吸取精华。现代西医精准医学也证实了古老中医异病同治、同病异治的科学性；同样中医也汲取现代西医精准医学的长处来丰富发展其个体化治疗。所以中西医不是互相排斥的，而是互相包容和开放的，只有把西医和中医相结合，才能扬长避短，相辅相成。传统智慧对健康领域的促进会使未来中西医更加融合，成为蓬勃发展的文明。

　　通过采用多学科综合治疗手段，乳腺癌已成为疗效最佳的实体肿瘤之一，这其中，中医对乳腺癌的诊疗认识传承久远，内容丰富，潜力巨大，体现在乳腺癌防、诊、治的每一个环节，乳腺癌综合治疗当中不能没有中国声音。中西医结合治疗乳腺癌在临床中的良好疗效充分说明：两种治疗方法可以优势互补，有利于患者坚持长期治疗并提高治疗的依从性，让肿瘤患者最大限度地恢复健康。

本书是一部非常有价值的参考书，经过国内中西医乳腺癌领域专家通力合作形成，内容翔实，通过梳理检索中医治疗乳腺癌文献和现代研究成果，基于循证医学证据，形成了关于中西医结合诊断、中西医结合治疗时机及针对各类西医治疗相关并发症及不良反应的中西医诊疗方案，不同分子分型乳腺癌的中医治疗及辨证论治治疗有一定创新性的内容，以帮助临床医生将现代医学对乳腺癌疾病的认识融入乳腺癌中医的临床实践中，给专业医生更为合理的中西医治疗方案的指导和参考，共同推动乳腺癌治疗中西医治疗规范化、多学科整合防治事业的进步和发展，提高患者生活质量，延长生存期。希望本指南可以为更多基层医师提供更实用、更精准的指导。

中国中医科学院广安门医院　朴炳奎

中国医学科学院肿瘤医院　徐兵河

# 前　言

最新癌症统计数据显示，2022 年我国乳腺瘤每年新发病例约 35.7 万，死亡人数为 7.5 万，居女性恶性肿瘤新发病例首位，严重危害女性生命健康。乳腺癌是国家肿瘤防治工作的重点，也是探索并实现《"健康中国 2030" 规划纲要》"到 2030 年，总体癌症 5 年生存率提高 15%，实现全人群、全生命周期的慢性病健康管理战略目标" 的重要环节。

中医药治疗乳腺癌具有悠久的历史，尤其是近些年来，逐步开展了众多较高水平的循证医学研究，探索出了中医药与手术、放疗、化疗、内分泌治疗、靶向治疗、免疫治疗等相结合的治疗规律，明确了中西医结合治疗乳腺癌的途径与方法，显示了以整体观和辨证论治为核心思想的传统中医药与现代乳腺癌精准医疗结合的分型、分阶段治疗可以发挥中西医各自优势，扬长避短，在乳腺癌全人群、全周期防治中发挥重要作用。

面对这些挑战，在国家中医药管理局的领导下，由中国中西医结合学会、中华中医药学会、中华医学会指导下，《乳腺癌中西医结合诊疗指南》的编撰工作应运而生，指南编写组云集了全国乳腺癌领域的专家学者，集结智慧、分享经验。这是国内首部针对乳腺癌患者的中西医结合诊疗指南，我们有理由相信，本书将受到广大肿瘤医生及相关专业人员的高度关注和热烈欢迎，愿本书能为各位同道提供必要且有效的参考信息，共同推动我国乳腺癌诊疗水平的进步。

衷心感谢国家中医药管理局、中国中西医结合学会、中华中医药学会、中华医学会各位领导、老师和同道给予的指导、支持和帮助，衷心感谢各位专家的赐稿，衷心感谢中国科学技术出版社的大力支持。恳请广大读者朋友们提出宝贵意见和建议，一如既往地给予我们支持与鼓励。愿广大乳腺癌患者通过合理的诊疗，生活得更有质量、更具幸福感。

中国中医科学院广安门医院　卢雯平

# 编写说明

本指南按照《标准化工作导则第 1 部分：标准的结构和编写》（GB/T 1.1-2020）、《文后参考文献著录规则》（GB/T 7714-2015）、《世界卫生组织指南制定手册》《中国制订／修订临床诊疗指南的指导原则（2022 版）》有关规则起草。

请注意本指南的某些内容可能涉及专利。

本指南的发布机构不承担识别专利的责任。

本指南由中国中医科学院广安门医院提出。

本指南由中国中西医结合学会归口。

## 【编写背景】

《乳腺癌中西医结合诊疗指南》的编撰，参照了国际国内最新的临床实践指南制订方法，在相关法律法规和技术文件指导的框架下进行，通过检索梳理中医治疗乳腺癌文献和现代研究成果，基于循证医学证据，在符合中医药理论的原则基础上，经过中西医乳腺肿瘤专家广泛多次论证而形成的。本指南旨在规范乳腺癌的中西医结合的诊断、治疗，为临床医师提供中西医结合的标准化处理策略与方法，全面提高中西医结合治疗乳腺癌的临床疗效和科研水平，促进与国际学术发展接轨。

由于受地域、民族、种族、环境、生活习惯的影响，在具体实施过程中，应充分结合临床实际情况而定。

## 【构建临床问题】

指南制订初期通过前期两轮问卷调查和专家深度访谈，以及专家共识会议的形式构建了以下主要临床问题。

### 1. 中医诊断的临床问题

乳腺癌常见中医证型及诊断标准。

### 2. 中医治疗的临床问题

(1) 乳腺癌术后常见并发症（上肢淋巴水肿、术后皮下积液、伤口难愈），合并与不合并中医（中药、中医适宜技术）干预对其防治，哪种更有优势。

(2) 乳腺癌化疗（靶向治疗），合并与不合并中医（中药、中医适宜技术）干预对其常见不良反应的减轻（消化道反应、骨髓抑制、心脏毒性、脱发）哪种更有优势。

(3) 接受放疗的乳腺癌患者，合并与不合并中医（中药、中医适宜技术）干预对防治放疗相关不良反应（放射性皮肤损伤、急性放射性肺炎、放射性肺纤维化）哪种更有优势。

(4) 乳腺癌早期巩固阶段，单用中医药或联合西医药强化治疗的疗效及安全性如何。

(5) 晚期乳腺癌患者，单用中医药或联合西医药姑息性治疗的疗效及安全性如何。

(6) 不同分子分型乳腺癌患者，合并与不合并中医干预对于改善预后，哪种更有优势。

(7) 血脂异常的患者，合并与不合并中医（中药、中医适宜技术）干预，哪种更具有优势。

(8) 乳腺癌伴随焦虑患者，合并与不合并中医（中药、中医适宜技术）干预，哪种更有优势。

(9) 乳腺癌伴随癌因性疲乏患者，合并与不合并中医（中药、中医适宜技术）干预，哪种更有优势。

(10) 乳腺癌患者内分泌治疗伴随骨相关症状，合并与不合并中医（中药、中医适宜技术）干预，哪种更有优势。

(11) 乳腺癌化疗或靶向治疗导致的手足皮肤不良反应，合并与不合并中医干预，哪种更具有优势。

## 【资金利益说明】

本指南项目组成员在项目正式启动前均签署了《利益冲突声明书》，且已存档。本指南制订过程中"无利益冲突"，为此不会成为本指南制订的偏倚来源，无须进一步处理，已在正式工作开始前在会议上公开了利益声明和评价结果，即所有参与本指南制订的成员均与药品生产企业没有任何经济利益往来。

本指南将在临床应用中进一步完善并及时进行更新。

# 目　录

# 一、范围

本指南在循证基础上概述了乳腺癌现代医学诊断、治疗现状和方法，制订了乳腺癌急病期（围术期、围化疗期、围放疗期）相关并发症及不良反应的中医管理、早期乳腺癌巩固阶段的中医强化治疗、晚期姑息性治疗、不同分子分型乳腺癌的中医管理、乳腺癌随访期伴随疾病（症状）包括血脂异常、精神心理、癌因性疲乏、骨关节相关症状、手足皮肤不良反应的中医管理。

本指南适用于浸润性乳腺癌的全程管理。

本指南应用于各等级医院肿瘤科专业的中医（中西医结合）执业医师及经过中医培训的西医临床执业医师，相关的护理人员和药师也可参考。

# 二、规范性引用文件

下列文件中的内容通过文中的规范性引用而构成本文件必不可少的条款。其中，标注日期的引用文件，仅该日期对应的版本适用于本文件；不标注日期的引用文件其最新版本（包括所有的修改单）适用于本文件。

•《标准化工作导则 第 1 部分：标准化文件的结构和起草规则》（GB/T 1.1-2020）

•《信息与文献—参考文献著录规则》（GB/T 7714-2015）

•《中医临床诊疗术语·疾病部分》（GB/T 16751.1-1997）

•《中医临床诊疗术语·第 2 部分：证候》（GB/T 16751.2-2021）

•《经穴名称与定位》（GB/T 12346-2021）

- *NCCN Guidelines Version 3.2024 Breast Cancer*
- 《乳腺癌诊疗指南（2022 年版）》（国家卫生健康委员会）
- 《中国乳腺癌随诊随访与健康管理指南（2022 版）》（国家肿瘤质控中心）
- 《中国晚期乳腺癌规范诊疗指南（2020 版）》（国家肿瘤质控中心、中国抗癌协会）
- 《AJCC 癌症分期手册（2017 版）》
- 《24 个专业 105 个病种中医诊疗方案》（国家中医药管理局医政司 2011）
- 《中国抗癌协会乳腺癌诊治指南与规范（2024 年版）》

# 三、术语和定义

下列术语和定义适用于本指南。

## 1. 浸润性乳腺癌（invasive breast cancer，IBC）

目前世界卫生组织对浸润性乳腺癌的分类是基于肿瘤类型的形态学定义，它是一组恶性上皮性肿瘤，有多种不同的组织学，包括非特异性乳腺癌和特异性乳腺癌，其中非特异性乳腺癌有浸润性导管癌（占 40% ～ 75%）、浸润性小叶癌、浸润性微乳头状癌、化生性乳腺癌；特异性乳腺癌有小管癌、黏液癌、包膜完整的乳头状癌、浸润性筛状癌和罕见的低级别化生性癌，一般预后良好。本指南主要是针对浸润性乳腺癌，中医属"乳岩"、"翻花疮"范畴。

## 2. Luminal 型乳腺癌（Luminal breast cancer）

Luminal 型乳腺癌是指雌激素受体（estrogen receptor，ER）

和（或）孕激素受体（progesterone receptor，PR）表达阳性的管腔型乳腺癌。ER 及 PR 阳性定义，即≥1% 的阳性染色肿瘤细胞。

### 3. 三阴性乳腺癌（triple-negative breast cancer）

三阴性乳腺癌是指雌激素受体、孕激素受体和人类表皮生长因子受体（human epidermal growth factor receptor 2，HER-2）表达均为阴性的乳腺癌。

### 4. HER-2 阳性乳腺癌（human epidermal-growth factor receptor 2 breast cancer）

HER-2 阳性乳腺癌是经免疫组织化学检测，超过 10% 的细胞出现完整胞膜 HER-2 蛋白强着色（+++）和（或）原位杂交检测到 HER-2 基因扩增（单拷贝 HER-2 基因≥6 或 HER-2/CEP17 比值≥2.0 且 HER-2 基因拷贝数≥4 倍）。

### 5. 乳腺癌新辅助治疗（neoadjuvant therapy in breast cancer）

乳腺癌新辅助治疗是指对于未发现远处转移的初治乳腺癌患者，在计划中的手术治疗或手术加放疗的局部治疗前进行的全身系统性治疗，包括新辅助化疗，新辅助抗 HER-2 靶向治疗联合化疗、新辅助内分泌治疗等。目的使肿瘤缩小，以期降期保乳，降期手术，降期保腋窝，提供患者药敏信息等。

### 6. 乳腺癌内分泌治疗（endocrine therapy in breast cancer）

乳腺癌内分泌治疗是针对雌激素和（或）孕激素受体表达阳性的患者，采用雌激素受体拮抗剂、雌激素受体下调剂、芳香化酶抑制剂或卵巢功能抑制剂等，通过降低体内雌激素水平或者阻断雌激素作用途径来抑制癌细胞的生长和繁殖，以防治乳腺癌的复发和转移。

### 7. 抗 HER-2 靶向治疗（anti HER-2 gene amplification therapy）

抗 HER-2 靶向治疗是一种靶向肿瘤驱动基因 HER-2 的药物

疗法，获益人群为免疫组织化学法（IHC）检测癌组织 HER-2 蛋白 +++ 或 FISH 检测 HER-2 基因扩增的患者。

### 8. 中医干预（traditional Chinese medicine intenention）

中医干预是在乳腺癌治疗中采用传统医学方法进行干预，目的是减轻西医治疗的不良反应、增强疗效、控制肿瘤生长、提高生活质量，包括口服中药汤剂、中成药、中药注射剂、中医适宜技术等。

### 9. 中医适宜技术（suitable technique of Chinese medicine）

通常是指安全有效、简便、成本低廉的中医药技术，又称"中医药适宜技术"。现代医学也将"中医适宜技术"称为"中医传统疗法""中医保健技能""中医特色疗法"，是祖国传统医学的重要组成部分，其内容丰富、范围广泛、历史悠久，包含中药热熨敷技术、中药冷湿敷技术、穴位贴敷技术、手部刮痧技术、耳部放血疗法、神阙穴闪罐、中药药枕、中药泡洗、穴位按摩、循经拍打等技术等。

### 10. 西医常规治疗（conventional therapy of western medicine）

本指南西医常规治疗参考《乳腺癌诊疗指南（2022 年版）》（国家卫生健康委员会）、*NCCN Guidelines Version 3.2024 Breast Cancer*、《中国晚期乳腺癌规范诊疗指南（2020 版）》《中国抗癌协会乳腺癌诊治指南与规范（2024 年版）》推荐意见。

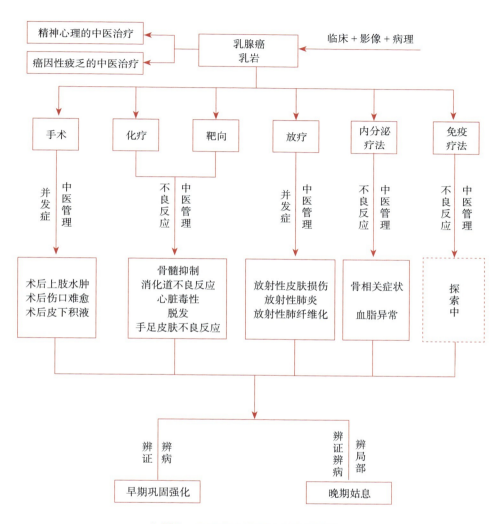

▲ 图 1　乳腺癌中西医结合诊疗路线

## 四、乳腺癌的诊断和鉴别诊断

### （一）西医诊断思路

乳腺癌的诊断及分期按照国家卫生健康委员会《乳腺癌诊疗指南（2022 年版）》、*NCCN Guidelines Version 3.2024 Breast Cancer* 和《AJCC 癌症分期手册（2017 版）》。

乳腺癌可通过筛查获得早期诊断进而改善预后，建议女性40 岁以后每年进行 1 次机会性筛查[1]。乳腺癌的诊断应遵循临床—影像—病理"三结合"的形式，其中组织病理学是诊断乳腺癌的金标准。

早期乳腺癌可无任何症状，仅被影像学检查发现，形成肿物后可被触及，临床查体中应注意观察有无皮肤颜色改变、局部隆起、酒窝征、橘皮征、乳头内陷、乳头乳晕区皮肤糜烂、结痂或脱屑、乳头溢液等。如触及肿物应记录肿物部位、大小、质地、活动度、有无压痛等。常规影像学检查包括乳腺超声、乳腺钼靶和乳腺增强磁共振检查。建议结合年龄、乳房类型选择恰当的影像学检查方法[2,3]。对临床怀疑恶性或乳腺影像报告和数据系统（breast imaging reporting and data system，BI-RADS）4 类以上的病变应进行病理活检诊断，推荐影像引导的空芯针穿刺活检。对病理活检诊断与临床诊断不相符的病例应密切随访或手术切除肿物进行活检以排除乳腺癌的可能。

乳腺癌需与乳腺增生、纤维腺瘤、错构瘤、囊肿、导管内乳头状瘤、乳腺结核等良性疾病，与乳房恶性淋巴瘤、间叶源性肉瘤及其他部位原发肿瘤转移到乳腺的继发性乳腺恶性肿瘤进行鉴别诊断。鉴别诊断时需要详细地询问病史和仔细地体格检查，并结合影像学检查（乳腺超声、乳腺 X 线摄影及乳腺磁共振等），必要时还需要进行细胞学和（或）病理组织学检查以明确诊断。炎性乳腺癌需与乳腺炎症性病变相鉴别，炎性乳腺癌是一个临床－病理学名词，特征是乳腺皮肤弥漫红肿和水肿（橘皮），累及乳腺皮肤 1/3 或更多，皮肤的改变归因于淋巴水肿，是由皮肤淋巴管内瘤栓引起的，但很少疼痛。乳腺炎症性病变发病相对较快，典型者有"红、肿、热、痛"等症状，有时两者临床不易区分，需病理活检进行鉴别[2]。

### （二）中西医结合诊断思路

采用辨病与辨证相结合的诊断方式，根据乳腺癌的西医诊断标准进行诊断。因循古代，中医多以"乳岩"或"乳癌"命名乳腺癌，通过望、闻、问、切四诊，采用八纲辨证、脏腑辨证，辨明邪正盛衰、转移部位、涉及脏腑，明确中医辨证分型，最后形成由西医病名和中医辨证分型组成的中西医结合诊断，指导临床实践。

## 临床问题

**乳腺癌常见中医证型有哪些？**

乳腺癌中医证型依据国家中医药管理局医政司 2011 年颁布的《24 个专业 105 个病种中医诊疗方案》，根据证型与疗效关系的循证依据，结合专家共识度，推荐如下（C 类证据，强推荐）。

**1. 肝气郁结**

主症：精神抑郁或急躁易怒、口苦或干、乳房或胁肋胀痛。

次症：纳差、善太息、食少、失眠或多梦。

舌脉：舌淡、苔薄、脉弦。

**2. 冲任失调**

主症：乳房刺痛固定、腰膝酸痛、潮热汗出、月经失调。

次症：头晕目眩、急躁易怒、面色晦暗、黄褐斑、大龄未育（＞30岁）、多次流产史（＞3次）。

舌脉：舌质淡红或淡暗或舌下脉络青紫迂曲，苔薄白或少苔，脉沉细或弦细或涩。

**3. 气血两虚**

主症：形体消瘦、面色无华、唇甲色淡、气短乏力、动辄尤甚，伴头昏心悸、目眩眼花、动则多汗。

次症：口干舌燥、纳呆食少。

舌脉：舌质红或淡，脉细或细弱。

**4. 脾肾亏虚**

主症：身体可及包块、皮色不变、腰膝酸软、腹中冷痛、形寒肢冷、面色白。

次症：肢体浮肿、关节酸痛、神疲乏力、久泻久痢、下利清谷或便秘、小便不利或频数。

舌脉：舌淡胖或边有齿痕，舌苔白滑，脉沉细无力。

**5. 肝郁脾虚**

主症：胁胀作痛、情志抑郁、腹胀、便溏。

次症：胸胁胀满窜痛、善太息或急躁易怒、食少、腹胀、便溏不爽、肠鸣矢气或腹痛欲便、泻后痛减或大便溏结不调。

舌脉：舌苔白，脉弦或缓。

### 6. 瘀毒互结

主症：乳房红肿疼痛、肤色紫暗或溃破不收、乳头溢液、糜烂溃疡、胁肋胸部疼痛，甚至发热。

次症：口干渴、大便干结、小便短赤。

舌脉：舌绛有瘀斑，苔薄黄或厚黄，脉涩或弦数或沉弱。

辨证以主症 2 项，并见主舌、主脉者；或者符合主症 2 个，次症 1 个，任何舌脉者；或者主症 1 个，次症不少于 2 个，任何舌脉者，即可辨证为本证。

## （三）乳腺癌预后风险评估

系统规范的综合治疗可提高乳腺癌患者无病生存率和总生存率，但仍然存在一定的复发转移风险。乳腺癌预后风险的评估，除与疾病本身的生物学特性、肿瘤负荷有关外，也与临床所采取的治疗方法密切相关[4]。

浸润性乳腺癌是一组恶性上皮性肿瘤，有多种不同的组织学表型，包括非特异性乳腺癌和特异性乳腺癌，非特异性乳腺癌包括浸润性导管癌（占 40%～75%）、浸润性小叶癌、浸润性微乳头状癌、化生性乳腺癌；特异性乳腺癌一般预后良好，包括小管癌、黏液癌、包膜完整的乳头状癌、浸润性筛状癌和罕见的低级别化生性癌。随着对肿瘤生物学本质认识的加深和二代测序技术的发展，目前还有 21 基因（Oncotype Dx®）检测以预测乳腺癌患者复发转移风险，并指导化疗[5]（表 1）。此外，还有 70 基因（MammaPrint）、50 基因（PAM50）、12 基因（EndoPredict）、乳腺癌指数（breast cancer index，BCI）等多种评估乳腺癌预后的工具，但目前这些工具预测化疗疗效的价值仍未确定。

表1 21基因检测（Oncotype Dx®）对乳腺癌术后
（HR阳性，HER-2阴性，$T_{1\sim3}$，$pN_1$）系统治疗推荐

| 评 估 | 复发风险值 | 治疗推荐 |
|---|---|---|
| 绝经后 $pN_1$ 和 $T_{1\sim3}$ | <26 | TAILORx 和 RxPONDER 研究显示不会从术后辅助化疗中获益 |
| | ≥26 | 推荐进行术后辅助化疗 |
| 绝经前 $pN_0$ | ≤15 | TAILORx 显示 $T_{1b/c\sim2}$，$pN_0$，不会从术后辅助化疗中获益 |
| | 16～25 | 这一人群可能会从化疗中获益，但不清楚获益是否由于化疗导致的卵巢功能抑制。故推荐术后可辅助化疗序贯内分泌治疗或术后不化疗而以卵巢功能抑制合并 TAM（AI）治疗 |
| | ≥26 | 推荐化疗 |
| 绝经前 $pN_1$（1～3 淋巴结） | <26 | 这一人群会从化疗合并内分泌治疗中获益，但不清楚获益是否由于化疗导致的卵巢功能抑制。故推荐术后可辅助化疗序贯内分泌治疗或术后不化疗而以卵巢功能抑制合并 TAM（AI）治疗 |
| | ≥26 | 推荐化疗 |

HER-2 阳性原被认为是不良预后因子，但经抗 HER-2 治疗后这部分患者预后得到了改善，因此，在美国癌症联合委员会（American Joint Committee on Cancer，AJCC）第 8 版分期系统中，在进行抗 HER-2 治疗的前提下，HER-2 阳性是作为良性预后因子纳入的，这体现了治疗对肿瘤预后的重要价值。值得一提的是，目前循证医学证据表明，与新辅助化疗未达到病理完全缓解

（pathological complete response，pCR）的患者相比，达到 pCR 的患者预后较好，这提示对治疗的反应性也是预后因素之一 [6]。因此，未来的风险预测模型应该综合纳入肿瘤负荷、肿瘤生物学特性、治疗反应性来评价肿瘤复发转移风险，以指导治疗。

## 五、西医治疗方法

### （一）新诊断乳腺癌的治疗

新诊断乳腺癌的患者首先应进行全面的分期和分型检查，然后根据分期和分子分型结合其他风险评估因素和患者耐受性制订全面合理的综合治疗方案。部分新诊断乳腺癌患者初始分期即为Ⅳ期，其治疗方法参见"复发转移性乳腺癌治疗"。

新诊断乳腺癌的西医治疗包括手术、放疗等局部治疗和化疗、内分泌治疗、靶向治疗、免疫治疗等全身治疗 [7]。

#### 1. 手术

若身体条件允许，Ⅰ～Ⅲ期乳腺癌均需手术切除，Ⅳ期患者需结合分子亚型、年龄及转移部位等因素有选择进行手术。乳腺癌手术范围包括乳腺和腋窝淋巴结两部分。乳腺处理有保乳手术和全乳切除。腋窝淋巴结处理是浸润性乳腺癌标准手术中的一部分，有前哨淋巴结活检（sentinel lymph node biopsy，SLNB）和腋窝淋巴结清扫两种形式。目前的乳房切除术已由改良根治术发展为乳房切除 + 乳腺重建手术。正常情况下，乳房重建不影响术后化疗的进行，也不会对放疗效果产生明显影响。

手术时机应综合考虑肿瘤的临床分期和患者的身体状况。对临床分期如 0、Ⅰ、Ⅱ期及 $T_3N_1M_0$ 患者可选择进行初始手术；对于局部晚期（AJCC Ⅲ期，$T_3N_1M_0$ 除外）需先行新辅助治疗降期后再手术。对于强烈要求保乳、保腋窝但未达到条件（ⅡA～ⅡB 及 T3N1M0）的患者，也可先给予新辅助治疗降期，而后再行保乳手术；具有一定肿瘤负荷的 HER-2 阳性和三阴性乳腺癌，若满足临床淋巴结阳性或肿瘤>2cm 者（优选人群），因新辅助治疗达到病理完全缓解患者的预后优于未达到 pCR 者，并可利用新辅助治疗的疗效信息指导术后辅助治疗，故临床可先行新辅助治疗后再进行手术。

**2. 放疗**

(1) 放疗适应证：原则上所有保乳术后的患者均应接受放疗（对年龄>70 岁、乳腺肿瘤≤2cm、无淋巴结转移、ER 阳性、能接受规范内分泌治疗的女性患者，可以考虑免放疗）；原发肿瘤>5cm，或肿瘤侵及乳房皮肤、胸壁，或者有腋窝淋巴结转移的患者应接受放疗[3]。

(2) 照射剂量及分割方式：全乳常规分割放疗照射剂量为 45.0～50.4Gy/25～28 次，1.8～2.0Gy/次，每周 5 次；或采用大分割放射治疗 40.0～42.5Gy/15～16 次，2.66Gy/次，每周 5 次。瘤床补量可序贯于全乳放疗后，在有经验的单位，可以考虑瘤床同步加量照射。只照射瘤床的部分乳房照射适合于低危患者，技术有术中放疗、近距离插植或外照射进行。

(3) 放疗时序：术后放疗分 2 种，无须进行术后化疗的患者若需放疗，建议在术后 4～8 周内进行。若需接受术后辅助化疗，于末次化疗后 2～4 周内开始放疗。

(4) 放疗合并用药：内分泌治疗可与放疗同时进行。若需合并 CDK4/6 抑制剂治疗，或者需进行卡培他滨或奥拉帕利的强化治疗，均推荐在放疗后进行。

接受曲妥珠单抗治疗的患者需保证心功能正常，左心室射血分数（left ventricular ejection fraction，LVEF）>50%，可与放疗同步进行，但需谨慎考虑内乳照射适应证。此外，左侧乳腺癌患者应尽可能采用三维治疗技术，以减少心脏照射体积。

(5) 局部区域复发后的放射治疗：胸壁单个肿瘤复发，原则上手术切除肿瘤后进行放射治疗；若手术无法切除，应先进行放射治疗。

### 3. 全身治疗

全身治疗包括化疗、内分泌治疗、靶向治疗、免疫治疗等。全身治疗强调要基于不同乳腺癌分子亚型。化疗是基石，但其适用人群的选择除了考虑分子分型外，还要考虑传统因素，如肿瘤大小、淋巴结转移情况、组织学分级和 Ki-67 表达等，激素受体（hormone receptor，HR）阳性患者还可结合 21 基因检测等来进一步筛选。化疗方案可选择含蒽环类、紫杉类的方案。HR 阳性患者是内分泌治疗的适应人群，内分泌治疗的药物包括雌激素受体（ER）调节药和芳香化酶抑制药（aromatase inhibitor，AI）绝经前的患者还可与卵巢功能抑制药（ovarian function suppression，OFS）联合应用，高危患者需合并 CDK4/6 抑制剂阿贝西利，内分泌药物的选择和使用时长要综合考虑患者的复发风险和耐受性等因素 [8]。抗 HER-2 的靶向治疗在 HER-2 阳性乳腺癌中发挥了重要作用，从曲妥珠单抗单靶治疗到曲妥珠单抗和帕妥珠单抗联合的"曲＋帕"双靶治疗，到抗体耦联药物（antibody-drug conjugate，ADC）恩美曲妥珠单抗（TDM-1）和小分子酪氨酸激酶抑制剂（tyrosine kinase inhibitor，TKI）奈拉替尼延长治疗为 HER-2 阳性乳腺癌的（新）辅助治疗提供了更多选择。三阴乳腺癌的（新）辅助及强化治疗，若 PD-L1 表达阳性推荐使用帕博利珠单抗，BACA1/2 胚系突变可用奥拉帕利、卡培他滨对三阴乳腺癌巩固强化治疗在国际国内指南中都有推荐。

### （二）复发转移性乳腺癌治疗

复发转移性乳腺癌包括首诊即出现远处转移的乳腺癌（初治Ⅳ期乳腺癌）和早期行根治性手术治疗后出现复发转移的乳腺癌[9]。目前认为，复发转移性乳腺癌的治疗以改善患者生活质量、控制疾病进展、延长生存时间为目的。其治疗同样遵循根据不同分子分型施治的原则，尽可能进行转移灶的穿刺活检和生物标志物检测，有利于明确诊断，同时要考虑患者既往治疗情况、症状轻重、是否有快速控制疾病和（或）症状的需求及患者的社会、经济和心理因素做出调整。

### 1. HR 阳性 HER-2 阴性复发转移性乳腺癌

根据患者激素受体（HR）表达、是否存在内脏危象、肿瘤负荷、既往内分泌治疗情况，决定优先选择化疗还是内分泌治疗。对于大部分疾病进展不迅速、没有肿瘤危象的患者可以考虑优选内分泌治疗。对于多线内分泌治疗失败，疾病进展快速的患者可以考虑化疗，化疗后可进行内分泌维持治疗[10]。

HR 阳性晚期乳腺癌内分泌解救治疗方案的制订需要根据既往内分泌用药的情况，一线推荐芳香化酶抑制剂或氟维司群联合阿贝西利或哌柏西利，二线可予依维莫司合并依西美坦或氟维司群或他莫昔芬；还可进行 PIK3CA 基因和 BRCA 基因检测，若有突变可给予 Alpelisib+ 氟维司群或奥拉帕利治疗。

### 2. HER-2 阳性复发转移性乳腺癌解救治疗

大部分患者的解救治疗方案需要根据既往用药情况分层治疗，曲妥珠单抗敏感复发的推荐紫杉类联合曲妥珠单抗和帕妥珠单抗双靶治疗，或紫杉类加卡培他滨联合曲妥珠单抗（帕妥珠单抗不可及时）；若曲妥珠单抗耐药，推荐吡咯替尼／奈拉替尼联合卡培他滨、恩美曲妥珠单抗（Ado-trastuzumab Emtansine，TDM-1）；若失败可选择 T-DXd（DS-8201），后线可予曲妥珠单抗＋拉帕替尼（不加细胞毒药物）。此外，更换化疗药物如吉西他滨、长春瑞滨与靶向药物的结合均可作为晚期 HER-2 阳性解救治疗的选择。

HER-2 阳性脑转移强调局部手术、放疗与全身治疗相结合，抗 HER-2 的 TKI 及抗体耦联药物 ADC 治疗脑转移可能有一定优势，如 Tucatinib ＋曲妥珠单抗＋卡培他滨、吡咯替尼／拉帕替尼＋卡培他滨、TDM1、T-DXd（DS-8201）等。

### 3. 三阴性复发转移性乳腺癌

治疗以化疗为主，蒽环类药物治疗失败的患者中，首选紫杉类药物（白蛋白紫杉醇、多西他赛、紫杉醇）；在蒽环类和紫杉类药物治疗失败的患者中，可选药物卡培他滨、长春瑞滨、吉西他滨、铂类、艾立布林等。解救治疗方案选择还有 ADC 类药物戈沙妥珠单抗（SG）、白蛋白紫杉醇或吉西他滨联合卡铂＋程序性死亡受体 1（programmed death receptor-1，PD-L1）抑制剂［程序性死亡配体 1（programmed death ligand-1，PD-L1）PD-L1 表达阳性 CPS 评分≥10］、奥拉帕利（BRCA1/2 存在胚系突变）、贝伐单抗＋卡培他滨。

### 4. 其他

HER-2 低表达（IHC HER-2 ＋或 HER-2 ＋＋）晚期转移性乳腺癌可选用含 T-DXd（DS-8201）；晚期乳腺癌骨转移在上述分

型治疗的基础上，需使用双膦酸盐类药物、地舒单抗等骨改良药物，还需结合具体情况给予局部放疗或手术治疗。脑转移应优先考虑针对脑转移的手术和（或）放疗，同时合理考虑全身治疗。

总之，复发转移性乳腺癌强调以内科治疗为主的多学科诊疗模式。随着药物治疗的进展，HR 阳性和 HER-2 阳性乳腺癌总生存期得到显著改善，但三阴性乳腺癌仍是治疗的难点，可以鼓励患者参加临床研究，寻求更多的治疗机会。

# 六、中医治疗方法

以整体观和辨证论治为核心思想的传统中医药与现代精准医疗结合的乳腺癌分阶段 - 分型治疗可以扬长避短，优势互补，在乳腺癌的防治中发挥重要作用。分阶段治疗久遍天下，已得到广泛认可；分型施治随着西医精准医学应运而生，是本指南首次明确提出的新概念，虽亦有一些循证医学研究，但仍处于起步阶段。

## （一）急病阶段中医管理

此阶段主要指诊断乳腺癌后，以手术、化疗、放疗等治疗为主的阶段，此阶段中医药治疗的目的在于扶助正气，减轻不良反应、增加疗效。

### 1. 手术相关并发症的中医管理

乳腺癌术后常见的并发症有皮下积液、伤口难愈、上肢淋巴水肿等。

(1) 乳腺癌术后皮下积液：发生率为 6%～42%。多发生于皮瓣下及腋窝，延迟伤口愈合，且易造成局部感染和皮瓣坏死，严重影响患者术后康复过程。目前现代医学治疗皮下积液的方法主要有低位放置引流条、引流管或负压引流，加压包扎和肩关节制动等。中医认为乳腺癌术后脉络损伤，津液流溢于脉道之外，停留在肌肉、皮肤之间隙，则发为皮下积液，具体治疗方法见表2。

表 2　乳腺癌术后皮下积液中医管理（中药）

| 治则 | 处方 | 来源 | 药物组成 | 随证 / 症加减 | 用法用量及疗程 | 证据级别 | 推荐等级 |
|---|---|---|---|---|---|---|---|
| 益气健脾，活血利水 | 防己茯苓汤加减 | 《金匮要略》 | 黄芪30g、汉防己9g、茯苓30g、桂枝9g、甘草6g | 口渴、烦热者加天花粉15g、牡丹皮12g；纳差者加神曲15g、砂仁6g；便溏者加薏苡仁30g；倦怠明显者加党参15g；失眠者加酸枣仁30g；肿胀明显者加泽泻15g | 水煎服，每日1剂，分两次早晚服用，7～14天 | C | 强推荐 |

### 临床问题

**乳腺癌术后皮下积液，合并与不合并中医药干预，哪种更有优势？**

推荐意见：乳腺癌术后皮下积液，可口服益气健脾、活血利水中药防己茯苓汤加减（C类证据，强推荐）。

证据描述：共有符合临床问题纳排标准的随机对照研

究（randomized controlled trial，RCT）等 7 项 [11-17]，评估防己茯苓汤加减干预乳腺癌术后皮下积液疗效，涉及 640 例患者。试验组干预措施包括防己茯苓汤加减联合西医常规治疗，对照组干预措施包括加压包扎、负压引流等西医常规治疗，主要结局指标为皮下积液发生率。对 7 项 RCT 进行 Meta 分析，提示中药汤剂干预可有效降低乳腺癌术后皮下积液发生率 [ RR=0.40，95%CI（0.31，0.52），$I^2$=31%，$P<0.000\ 01$ ]（$n$=640）。

(2) 乳腺癌术后伤口难愈：乳腺癌术后伤口难愈也是乳腺癌术后常见并发症之一，影响患者术后的功能恢复及术后放化疗的正常进行。中医认为乳腺癌术后气血不足、脉络损伤、易感外邪、瘀血内停、阻遏气机，局部失于濡养，以益气扶正、活血化瘀为主要治则，具体治疗方法见表 3。

## 临床问题

### 乳腺癌术后伤口难愈，合并与不合并中医药干预，哪种更有优势？

推荐意见：乳腺癌术后伤口难愈，可口服当归补血汤加减或者外用生肌玉红膏、京万红软膏（C 类证据，强推荐）。

证据描述：3 项 RCT [18-20] 评估中药汤剂当归补血汤对乳腺癌术后伤口难愈的防治作用，涉及 240 例患者，试验组干预措施包括中药汤剂联合西医常规治疗，对照组干预措施包括抗生素、换药等西医常规治疗，主要结局指标为创

表 3　乳腺癌术后伤口难愈的中医管理（中药）

| 干预措施 | 处方 | 治则 | 来源 | 药物组成 | 随证/证加减 | 用法用量及疗程 | 证据级别 | 推荐等级 |
|---|---|---|---|---|---|---|---|---|
| 中药汤剂 | 当归补血汤加减 | 益气扶正活血化瘀 | 《内外伤辨惑论》 | 黄芪30g，当归12g | 术后血性引流液较多者加血竭6g；患肢肿胀者加泽泻15g；金银花15g；疼痛重者加蒲黄10g，延胡索15g；恶心纳呆者加焦三仙各10g | 水煎服，每日1剂，早晚分服，10~14天 | C | 强推荐 |
| 膏药外敷 | 生肌玉红膏 | 祛腐生肌活血化瘀 | 《外科正宗》 | 轻粉、紫草、当归、血竭、甘草、白芷、白蜡等 | — | 创面常规消毒，将药膏敷于创面，外覆盖无菌纱布，医用胶布固定，每日或隔日换药一次，1月或6周 |  |  |
|  | 京万红软膏 |  | 中成药 | 地榆、黄柏、栀子、紫草、大黄、金银花、冰片、红花等 | — |  |  |  |

面愈合时间。基于这些研究进行 Meta 分析显示，口服当归补血汤可明显减少乳腺癌术后创面愈合时间［MD=−1.73，95%CI（−1.84，−1.61），$I^2$=0%，$P$＜0.000 01］（$n$=240）。

另有 2 项 RCT [21-23] 研究膏药外敷干预对乳腺癌术后创面难愈的防治作用，涉及 146 例患者，试验组干预措施包括膏药外敷联合西医常规治疗，对照组干预措施包括换药等西医常规治疗，主要结局指标为创面愈合时间。基于这些研究进行 Meta 分析显示，生肌玉红膏、京万红软膏外敷可明显减少乳腺癌术后创面愈合时间［MD=−4.67，95%CI（−7.79，−1.55），$I^2$=53%，$P$＜0.05］（$n$=146）。

(3) 乳腺癌术后上肢淋巴水肿：约 20% 的乳腺癌患者术后会发生上肢淋巴水肿 [24]。与腋窝淋巴结清扫后淋巴管破裂或者手术及放疗后组织瘢痕或纤维化造成淋巴液回流不畅有关，淋巴水肿的防治包括术后对患者进行自我防护教育、皮肤护理及运动康复的预防宣教，出现水肿后可采用手法引流、弹力套、弹力绷带、机械压力等物理疗法治疗。手术治疗主要采用以淋巴静脉吻合术为代表的显微淋巴回流重建手术，将淋巴液直接引流入静脉系统，从而绕过阻塞的淋巴管 [25]。中医认为乳腺癌术后脉络损伤，气血两虚，气化失常，瘀血内停，血行不利则为水，溢于肌肤而发为水肿。所以乳腺癌术后患侧上肢水肿的主要病机为气虚血瘀，治疗应以益气活血、利水消肿为法。具体方法见表 4、表 5。

表 4　乳腺癌术后上肢淋巴水肿中医管理（中药）

| 干预措施 | 处方 | 治则 | 来源 | 药物组成/常用穴位 | 随证/症加减 | 用法用量及疗程 | 证据级别 | 推荐等级 |
|---|---|---|---|---|---|---|---|---|
| 中药汤剂 | 防己黄芪汤加减 | 益气活血利水消肿 | 《金匮要略》 | 防己15g，白术12g，黄芪30g，甘草6g，生姜6g，大枣2枚 | 脾虚湿蕴者加茯苓12g，冬瓜皮15g，丝瓜络12g，虎杖12g；瘀血较重者加丹参12g，水红花子12g；气阴虚较甚者加西洋参6g；湿肿较重者加苍术15g，泽泻15g；患肢疼痛强烈者可加延胡索30g，桑枝15g | 水煎服，每日1剂，早晚分服，服用4周 | C | 强推荐 |
| | 黄芪桂枝五物汤加减 | | 《伤寒杂病论》 | 黄芪30g，桂枝10g，白芍10g，大枣2枚，生姜6g | | | | |
| 中药外治 | 中药外敷 | 活血化瘀利水消肿 | — | 黄芩40g，黄柏40g，黄连40g，大黄40g，芒硝100g | — | 将药粉敷于患肢肿胀部位，纱布覆盖，胶布固定，每日1次，更换时温水清洗皮肤，7～14天 | | |

（续表）

| 干预措施 | 处方 | 治则 | 来源 | 药物组成/常用穴位 | 随证/证加减 | 用法用量及疗程 | 证据级别 | 推荐等级 |
|---|---|---|---|---|---|---|---|---|
| 中药外治 | 中药熏洗治疗 | | — | 当归10g，赤芍10g，红花15g，桃仁10g，丹参20g，路路通15g，川芎10g，伸筋草15g，桑枝30g | — | ①将中药清洗煎煮，药汁倒入木盆内，温度以70℃为宜。②暴露患肢侧或上肢于木盆上用浴巾或布单围盖后熏蒸15～20min。待药液不烫，以40℃为宜，将患肢浸泡于药液中洗20～30min。每日2次，洗后擦干患肢上药液。15天为1个疗程，共治疗2个疗程 | | |
| | 中药热奄包治疗 | 活血化瘀、利水消肿 | — | 桂枝40g，红花40g，乳香60g，没药60g，细辛20g，姜黄30g，透骨草60g，伸筋草60g，鸡血藤60g | — | ①将中药粉碎过筛后装入布袋内，清水浸泡30min后放入蒸锅中隔水蒸60min后取出，用2层毛巾包好，药包温度控制在70～80℃。②将药包放于治疗部位，初提起放下，用力方轻，速度快，待药包温度降低，减慢频率，待药包温度适合时敷于患处，用大棉布块包裹固定，待药包变冷时更换药包。每天2次，每次30min。共治疗2周 | C | 强推荐 |

注：上肢静脉血栓造成的水肿不在此推荐范围

022

# 临床问题

**乳腺癌术后上肢淋巴水肿，合并与不合并中医药干预，哪种更有优势？**

推荐意见：乳腺癌术后上肢淋巴水肿，可口服中药推荐汤剂防己黄芪汤加减、黄芪桂枝五物汤加减（C 类证据，强推荐）；或使用活血解毒消肿中药黄连、黄柏、大黄、芒硝研磨外敷；或当归、赤芍、红花、桃仁、丹参、路路通、川芎、伸筋草、桑枝等中药煎煮熏洗；或桂枝、红花、乳香、没药、细辛、姜黄、透骨草、伸筋草、鸡血藤制成热奄包（C 类证据，强推荐）。

证据描述：有符合临床问题纳排标准的 1 项 Meta 分析共纳入 10 项 RCT[26]，评估中西医结合治疗乳腺癌术后上肢淋巴水肿汤药疗效，涉及 644 例患者，试验组干预方式包括中药联合西医常规治疗，对照组干预方式包括西药、微波照射等西医常规治疗，主要结局指标为治疗有效率。该 Meta 分析显示合并防己黄芪汤及防己桂枝五物汤联合为主的治疗可明显提高上肢淋巴水肿的缓解率［RR=1.32，95%CI（1.22，1.44），$I^2$=0，$P < 0.000\,01$］（$n$=604）。

另有符合临床问题纳排标准的 1 项 Meta 分析共纳入 15 项 RCT[27]，评估中药外治法治疗乳腺癌术后上肢淋巴水肿的疗效，涉及 1076 例患者，试验组干预方式包括中药外治联合西医常规治疗，对照组干预方式包括微波治疗、功能锻炼、基础护理等西医常规治疗，主要结局指标为治疗有效率。Meta 分析显示在其他治疗方法的基础上联合中药外治法治疗乳腺癌上肢淋巴水肿有效率优于其他治疗方案［RR=1.37，95%CI（1.25，1.50），$I^2$=0，$P < 0.000\,01$］（$n$=607）。

## 表5 乳腺癌术后上肢水肿中医管理（中医适宜技术）

| 治则 | 处方 | 常用穴位 | 用法用量及疗程 | 证据级别 | 推荐等级 |
|------|------|----------|----------------|----------|----------|
| 疏通经络活血化瘀 | 毫针疗法（患侧） | 常用穴位：阿是穴、合谷、曲池、中脘、气海、关元、肩髃、外关、阴陵泉等 | 患者仰卧位，暴露患肢，75%酒精消毒穴位，采用5cm毫针直刺1~1.5cm，采用平补平泻手法捻转，得气后留针30min，每日1次或每周5次，每次持续30分钟，持续4周 | C | 弱推荐 |
| | 温和灸（患侧） | 常用穴位：阿是穴、合谷、曲池、臂臑、肩髎、肩贞、肩髃、外关、阴陵泉、足三里等 | 患者仰卧位，暴露患肢，选择患臂穴位，将艾条对准选定穴位，离皮肤3cm处温和艾灸，以患者局部皮肤轻微发红，感觉温暖无烧灼感为宜，隔日1次，每次持续30min，持续4周 | | |
| | 温针灸（患侧） | | 患者仰卧位，暴露患肢，75%酒精消毒穴位，用5cm毫针直刺1~1.5cm，平补平泻手法捻转，得气后留针，将艾绒置于针柄处燃烧，留针30min，每2日1次，每次持续30min，持续4周 | | |

注：上肢静脉血栓造成的水肿不在此推荐范围

**乳腺癌术后，合并与不合并针灸干预对防治术后上肢淋巴水肿，哪种更有优势?**

推荐意见：乳腺癌术后上肢淋巴水肿，可以考虑毫针针刺阿是穴、合谷、曲池、中脘、气海、关元、肩髃、外关、阴陵泉等穴位；或温和灸或温针灸阿是穴、合谷、曲池、臂臑、肩髎、肩贞、肩髃、外关、阴陵泉、足三里等穴位（C类证据，弱推荐）。

证据描述：有 1 项符合该临床问题纳排标准的 Meta 分析评估针灸在乳腺癌相关淋巴水肿的疗效[28]，共纳入 12 项 RCT，涉及 778 例患者，试验组干预措施包括针刺、艾灸、针灸并用，对照组干预措施包括口服西药、空气压力治疗、基础护理等西医常规治疗，主要结局指标为有效率和患肢周径变化。该 Meta 分析显示，针灸治疗可提高淋巴水肿治疗有效率［RR=1.03，95%CI（1.22，1.45），$I^2$=0，$P$＜0.000 01］（$n$=555），可改善患肢周径变化［MD=−0.77，95%CI（−1.13，−0.41），$I^2$=26%，$P$＜0.000 01］（$n$=295）。

### 2. 乳腺癌化疗相关不良反应的中医管理

乳腺癌化疗常见的不良反应包括消化道反应、骨髓抑制、心脏毒性、脱发等，严重者会导致化疗药物减量、中断甚至停止。越来越多的证据表明，中医药治疗能减轻化疗相关不良反应。化疗所致的周围神经损伤可参考相关共识[29]，本书不再赘述。

(1) 消化道反应：是化疗最常见不良反应之一，以恶心、呕吐、便秘、腹泻等为主要临床表现，尤以恶心呕吐最为普遍，发生率为 80%～90%，恶心呕吐可能造成代谢紊乱、营养失调，导致化疗中断，西医常采取止吐、保护胃黏膜等治疗，主要药物有5- 羟色胺 3（5-HT3）受体拮抗药如昂丹司琼、格拉司琼等，也可合并异丙嗪、苯海拉明、地塞米松；对于强致吐性化疗可联合使用神经肽激酶（NK-1）受体拮抗药；对于便秘患者，症状较轻者可通过调节饮食改善症状，症状较重者，使用缓泻药；对于腹泻患者，治疗一般以止泻补液、保护胃肠黏膜、促进胃肠黏膜再生和修复为主。化疗相关恶心呕吐属于中医学呕吐范畴，现代中医多数认同"药毒入体，损伤脾胃"的观点，治疗上常以药物及中医适宜技术调节中焦气机、健脾和胃降逆为主，具体方法见表 6 和表 7。

## 临床问题

### 乳腺癌化疗时，合并与不合并中药干预对消化道不良反应的控制，哪种更有优势？

推荐意见：乳腺癌化疗恶心呕吐等消化道不良反应，可口服旋覆代赭汤加减（C 类证据，强推荐）；或可考虑口服六君子汤加减、桂附理中汤加减（C 类证据，弱推荐）。

证据描述：有 1 项符合该临床问题纳排标准的 Meta 分析评估旋覆代赭汤加减对化疗后消化道不良反应的疗效[30]，共纳入 12 项 RCT，涉及 848 例患者，试验组 442 例，对照组 406 例。试验组干预措施为旋覆代赭汤加减单用或联合 5-HT3 受体拮抗类药物，对照组干预措施为 5-HT3 受体拮抗类药物，主要结局指标为止吐有效率。该 Meta 分析结果显示化疗药物配合中药旋覆代赭汤加减单用或联合 5-HT3

表 6 乳腺癌化疗消化道不良反应的中医管理（中药）

| 处方 | 治则 | 来源 | 主要临床表现 | 用药组成 | 随证/症加减 | 用法用量及疗程 | 证据级别 | 推荐意见 |
|------|------|------|--------------|----------|-------------|----------------|----------|----------|
| 旋覆代赭汤加减 | 益气和胃，降逆化痰 | 《伤寒论》 | 恶心呕吐，胃脘痞闷或胀满，按之不痛，频频暖气，舌苔白腻，脉缓或滑 | 旋覆花 10g，代赭石 30g，制半夏 10g，炙甘草 6g，生姜 3 片，大枣 6 枚 | 纳呆者，加炒谷芽、炒麦芽各 30g，鸡内金 15g；神疲乏力加黄芪 15g，人参 10g；大便干结者，加熟大黄 15g，厚朴 10g；大便溏者，加藿香 10g，砂仁 6g | 水煎服，每日 2 次，每日 1 剂；化疗前 3 天开始服用，至化疗结束后 1 周 | C | 强推荐 |
| 六君子汤加减 | 健脾益气，和胃降逆 | 《妇人大全良方》 | 不思饮食，恶心呕吐，胸脘痞闷，大便不实，舌淡苔白，脉细滑 | 党参 15g，白术、茯苓、竹茹、制半夏、代赭石、炙甘草各 10g，麦门冬 10g，砂仁 6g | 痰浊偏重者，加陈皮 15g；肝气犯胃者，加木香、厚朴、郁金各 10g；脾胃虚寒者，加干姜 6g，吴茱萸 10g；胃阴不足者，加石斛、玉竹各 10g | 水煎服，每日 2 次，每日 1 剂；化疗期间同时服用，21 天为 1 个疗程 | C | 弱推荐 |
| 桂附理中汤加减 | 温中散寒 | 《证治宝鉴》 | 腹痛吐泻或呃逆，手足不温，乏力纳差，舌淡胖，舌边齿印，脉微或沉细 | 制附子 9g，炙甘草 6g，党参 20g，白术 30g，干姜 10g，肉桂 6g，柿蒂 12g | 呕吐甚者加砂仁 6g，制半夏 15g；大便溏泄者，加莲子 15g，炒扁豆 15g；大便干，阳虚便秘者，加肉苁蓉 15g，益智仁 10g，菟丝子 10g | 水煎服，化疗后第 1 天开始服用，每日 3 次，至化疗后第 5 天 | C | 弱推荐 |

027

受体拮抗药止吐有效率优于西药止吐药［RR=1.20，95%CI
（1.13，1.28），$I^2$=14%，$P<0.01$］（$n$=848）。

　　有3项符合该临床问题纳排标准的RCT[31-33]评估六君
子汤加减对化疗后消化道不良反应的疗效，涉及298例患
者，试验组干预措施为六君子汤加减单用或联合5-HT3受
体拮抗药，对照组干预措施为5-HT3受体拮抗药，主要结
局指标为止吐发生率。结果显示中药六君子汤加减单用或
联合5-HT3受体拮抗剂药止吐发生率优于5-HT3受体拮抗
药［RR=0.67，95%CI（0.50，0.89），$I^2$=75%，$P$=0.005］
（$n$=298）。

　　有2项符合该临床问题纳排标准的RCT[34, 35]评估桂附
理中汤加减对化疗后消化道不良反应的疗效，涉及200例患
者，对照组干预措施为昂丹司琼常规止吐治疗，试验组干预
措施为在对照组基础上加用桂附理中汤，主要结局指标为止
吐有效率。基于以上研究Meta分析结果显示桂附理中汤加
减联合西药止吐有效率优于单纯常规西医止吐药［RR=1.21，
95%CI（1.07，1.36），$I^2$=49%，$P$=0.002］（$n$=200）。

表7　乳腺癌化疗消化道不良反应的中医管理（中医适宜技术）

| 适宜技术 | 主要临床表现 | 穴位组成 | 用法用量及疗程 | 证据级别 | 推荐意见 |
|---|---|---|---|---|---|
| 穴位贴敷（除神阙、中脘均双侧取穴） | 恶心呕吐，食欲不振 | 神阙/中脘、内关、足三里、内关、涌泉、曲池 | 取吴茱萸粉、生姜、制半夏各20g，研成粉末，用醋调成膏敷于穴位，2h后去除敷贴药，每日1次，疗程为3～7天 | C | 强推荐 |

| 适宜技术 | 主要临床表现 | 穴位组成 | 用法用量及疗程 | 证据级别 | 推荐意见 |
|---|---|---|---|---|---|
| 电针（除中脘、建里均双侧取穴） | 恶心呕吐，食欲不振 | 建里、足三里、丰隆、内关、公孙、中脘 | 连续波，频率4Hz，每次30min，每日2次，治疗8天，操作时间为化疗前30min | D | 弱推荐 |

## 临床问题

**乳腺癌化疗时，合并与不合并中医适宜技术干预对消化道不良反应的控制哪种更有优势？**

推荐意见：乳腺癌化疗恶心呕吐等消化道不良反应，可使用吴茱萸粉、生姜、制半夏研粉穴位贴敷神阙、中脘、内关、足三里、涌泉、曲池防治乳腺癌化疗期间消化道不良反应（C类证据，强推荐）；或者可考虑电针刺激中脘、建里、足三里、丰隆、内关、公孙、中脘有一些优势（D类证据，弱推荐）。

证据描述：1项符合临床问题纳排标准的 Meta 分析[36]纳入12个中药穴位贴敷联合5-HT3受体拮抗药治疗化疗相关性恶心呕吐RCT，试验组在对照组基础上加用穴位敷贴，对照组主要为化疗联合5-HT3受体拮抗药如昂丹司琼等，主要结局指标为止吐有效率，结果表明吴茱萸粉、生姜、制半夏研粉穴位贴敷神阙、中脘、内关、足三里、涌泉、曲池组治疗化疗后恶心呕吐的有效率高于对照组 [OR=4.71，95%CI（3.23，6.85），$I^2$=8%，$P<0.000\ 01$]（$n$=922）。

有 1 项符合临床问题纳排标准的 Meta 分析[37] 评估关于电针刺激中脘、建里、足三里、丰隆、内关、公孙治疗化疗延迟性恶心呕吐的疗效，共纳入 15 项 RCT，涉及 1494 例患者。试验组在对照组基础上加用电针疗法，对照组为西医常规治疗如昂丹司琼或甲氧氯普胺等，主要结局指标为治疗呕吐有效率，该 Meta 分析结果显示电针治疗延迟性呕吐的有效率高于对照组［RR=1.40，95%CI（1.28，1.52），$I^2$=20%，$P<0.000\ 01$）］（$n$=1494）。

(2) 骨髓抑制：是化疗药物最常见和较严重的不良反应之一，引起白细胞、血小板或红细胞下降，可单独或同时出现，严重者会导致化疗药物减量甚至中断。西医常采用粒细胞集落刺激因子（G-CSF）、促红细胞生成素（EPO）、重组人白介素 -11（rhIL-11）、血小板生成素（TPO）、输血等来治疗骨髓抑制，中医认为肾主骨生髓，为先天之本，脾为后天之本，气血生化之源，有形之血不能自生，生于无形之气，以健脾益肾为治则，可药可针，以改善化疗后骨髓抑制不良反应。具体方法见表 8 至表 10。

## 临床问题

**乳腺癌化疗时，合并与不合并中医药干预对骨髓抑制的改善，哪种更有优势？**

推荐意见：乳腺癌化疗期间，可口服中药汤剂八珍汤加减 / 六君子汤加减 / 加味龟鹿二仙汤加减防治骨髓抑制（C 类证据，强推荐）。

表 8　乳腺癌化疗骨髓抑制的中医管理（中药）

| 处方 | 治则 | 来源 | 主要临床表现 | 用药组成 | 随证/症加减 | 用法用量及疗程 | 证据级别 | 推荐意见 |
|---|---|---|---|---|---|---|---|---|
| 八珍汤加减 | 益气补血 | 《丹溪心法·卷四》 | 神疲乏力，肢体瘦倦，食少作泻，色㿠气短 | 党参 20g，生黄芪 30g，白术 10g，茯苓 12g，熟地黄 30g，白芍药 30g，当归 12g，地榆 12g，菟丝子 30g，炙甘草 6g | 血小板减少可加石韦 30g，仙鹤草 30g，花生衣 15g，黄芩连 6g，黄芪 9g；血红蛋白减少可加熟地 | 水煎服，每日 1剂，早晚分服，连服 4 周 | C | 强推荐 |
| 六君子汤加减 | 健脾化痰 | 《妇人大全良方》 | 神疲乏力，食后腹胀，胸脘痞闷，恶心纳呆，呕吐痰涎 | 党参 30g，白术 15g，女贞子 12g，茯苓 12g，薏苡仁 30g，黄芪 30g，炙甘草 9g，红枣 30，石斛 12g，制半夏 10g，山药 30g，炒麦芽 12g，炒合芽 12g | 仙鹤草 30g，花黄 | 水煎服，每日 1剂，早晚分服，连服 4 周 | C | 强推荐 |
| 加味龟鹿二仙汤加减 | 益肾填精 | 《医便》 | 腰膝酸软乏力头晕，形体消瘦 | 龟甲 50g，鹿角胶（烊化）15g，阿胶 9g（烊化），枸杞子 15g，沙参 15g，西洋参 15g 或红参 15g（口干、舌红、偏阴虚时子西洋参；口淡、舌淡、偏阳气虚则子红参） | 制何首乌 12g，阿胶 9g | 每次化疗第 2天开始服用，每日 1剂，早晚分服，连服 4 周 | C | 强推荐 |

031

证据描述：有 1 项符合临床问题纳排标准的 Meta 分析[38] 评估益气补血类中药防治化疗后骨髓抑制，共纳入 11 篇 RCT，共计 888 例癌症患者，对照组为常规化疗如 AC-T 等方案，试验组在对照组基础上加用益气补血类中药如八珍汤，主要结局指标为骨髓抑制发生率及白细胞计数，结果显示，与未使用中药的对照组相比，试验组可有效改善患者的骨髓抑制发生率［RR=0.51，95%CI（0.42，0.62），$I^2$=0%，$P<0.000\ 01$］（$n$=747）和白细胞减少［MD=0.74，95%CI（0.48，1.01），$I^2$=90%，$P<0.000\ 01$］（$n$=414）。

另一项符合临床问题的纳排标准纳入 13 项的 RCT 的 Meta 分析[39] 评估六君子汤治疗化疗后骨髓抑制，治疗组在对照组基础上加用六君子汤加减，对照组采用常规西医化疗如 ACT 或 ECT 等方案化疗，主要结局指标为白细胞减少发生率。Meta 分析结果显示，与对照组比较，以六君子汤加减的治疗组白细胞减少发生率较低［RR=0.42，95%CI（0.32，0.56），$I^2$=0%，$P<0.000\ 01$］、血小板减少发生率较低［RR=0.65，95%CI（0.50，0.85），$I^2$=0%，$P$=0.0002］（$n$=759）。

对 2 项符合纳排标准的关于加味龟鹿二仙汤加减治疗乳腺癌化疗后骨髓抑制的 RCT[40, 41] 进行 Meta 分析，治疗组在对照组基础上加用加味龟鹿二仙汤加减，对照组给利血生、鲨肝醇等防治化疗后骨髓抑制，主要结局指标为白细胞下降发生率，结果显示补肾中药加味龟鹿二仙汤加减能明显改善乳腺癌患者化疗后骨髓造血功能［RR=0.49，95%CI（0.38，0.63），$I^2$=0%，$P<0.000\ 01$］（$n$=652）。

表 9　乳腺癌化疗骨髓抑制的中医管理（中成药）

| 处方 | 治则 | 主要临床表现 | 用药组成 | 用法用量及疗程 | 证据级别 | 推荐意见 |
|---|---|---|---|---|---|---|
| 贞芪扶正颗粒 | 补气益肾 | 神疲乏力 | 黄芪、女贞子 | 1次1袋，每日2次，连服3周 | C | 强推荐 |
| 复方皂矾丸 | 益气生血 | 头晕、胸闷乏力 | 海马、西洋参、皂矾等 | 每次8丸，每日3次，连服10天 | C | 强推荐 |
| 芪胶升白胶囊 | 补血益气 | 头昏眼花、气短乏力，自汗盗汗 | 大枣、阿胶（样化）、血人参、淫羊藿、苦参、黄芪、当归 | 每次4粒，每日3次，连服4周 | C | 强推荐 |
| 地榆升白片 | 凉血生血 | 乏力 | 地榆 | 每日3次，每日6片，连服14天 | C | 强推荐 |
| 艾愈胶囊 | 补气养血解毒散结 | 神疲乏力 | 山慈菇、白英、苦参、淫羊藿、人参、当归、白术等 | 每次3粒，每日3次，连服8周 | C | 强推荐 |
| 生血宝合剂 | 补气益肾 | 神疲乏力、头晕耳鸣、心悸、气短、失眠 | 制何首乌、女贞子、桑椹、墨旱莲、白芍、黄芪、狗脊 | 每次15ml，每日3次，连服2周 | C | 强推荐 |
| 养正消积胶囊 | 健脾益肾 | 神疲乏力、腰膝酸软 | 黄芪、女贞子、人参、莪术、灵芝、绞股蓝、炒白术、半枝莲、白花蛇舌草、茯苓、土鳖虫、鸡内金、蛇莓、白英、茵陈、徐长卿 | 每次4粒，每日3次，连服4周 | C | 强推荐 |

# 临床问题

**乳腺癌化疗时，合并与不合并中药干预对骨髓抑制改善，哪种更有优势？**

推荐意见：乳腺癌化疗期间，可口服贞芪扶正颗粒、复方皂矾丸、芪胶升白胶囊、地榆升白片、艾愈胶囊、生血宝颗粒、养正消积胶囊防治骨髓抑制（C类证据，强推荐）。

证据描述：1项符合纳排标准的Meta分析[42]评估了贞芪扶正类制剂对化疗后骨髓抑制的疗效，共涉及33项RCT（$n$=2666），试验组采用化疗加贞芪扶正制剂，对照组为化疗加安慰剂，主要结局指标为白细胞计数，Meta分析结果提示贞芪扶正制剂辅助化疗治疗肿瘤能改善造血功能抑制，改善白细胞减少［MD=0.55，95%CI（0.43，0.71），$P$<0.0001］（$n$=1022）、血小板减少［MD=0.49，95%CI（0.35，0.70），$P$<0.001］（$n$=826）、贫血［MD=0.45，95%CI（0.28，0.75），$P$<0.002］（$n$=541）。

1项符合纳排标准的Meta分析[43]评估了复方皂矾丸对化疗后骨髓抑制的影响，共纳入8项RCT，共涉及1452例患者，试验组在对照组基础上加用复方皂矾丸，对照组为空白或利血生治疗，主要结局指标有血小板减少发生率，结果显示，试验组较对照组能改善血小板减少发生率［RR=0.46，95%CI（0.27，0.77），$I^2$=72%，$P$=0.003］（$n$=613）；试验组较对照组能减少白细胞Ⅲ、Ⅳ度发生率［RR=0.44，95%CI（0.21，0.94），$I^2$=57%，$P$=0.030］（$n$=485）；试验组提高血红蛋白的疗效优于对照组［RR=0.33，95%CI（0.16，0.67），

$I^2$=70%，$P$=0.002］（$n$=354）。

1 项符合纳排标准 Meta 分析 [44] 评估了芪胶升白胶囊治疗乳腺癌化疗后骨髓抑制的疗效，涉及 6 项 RCT，纳入患者 582 例，试验组在对照组基础上加用芪胶升白胶囊，对照组在常规治疗基础上采用安慰剂或其他升白细胞药。主要结局指标为白细胞减少发生率，结果显示芪胶升白胶囊组防治恶性肿瘤化疗引起的白细胞减少的疗效高于对照组［RR=0.41，95%CI（0.30，0.55），$I^2$=53%，$P$＜0.000 01］（$n$=582）。

1 项符合纳排标准的 Meta 分析 [45] 评估地榆升白片治疗化疗后骨髓抑制，共涉及 12 项 RCT，纳入患者 862 例，试验组为常规化疗药联合地榆升白片，对照组为化疗药治疗或与其他升白药联用。主要结局指标为重度骨髓抑制发生率，其中有 8 篇报道了服用地榆升白片后重度骨髓抑制消除率，患者白细胞计数低于 $2×10^9$/L 为重度骨髓抑制（即未发生Ⅲ度与Ⅳ度骨髓抑制）。结果表明，地榆升白片组改善重度骨髓抑制发生率低于对照组［RR=0.75，95%CI（0.69，0.83），$I^2$=91%，$P$＜0.000 01］（$n$=540）。

有符合该临床问题纳排标准的 3 项评估艾愈胶囊治疗乳腺癌化疗后骨髓抑制的 RCT [46-48]，共涉及 377 例患者，试验组在对照组基础上加用艾愈胶囊，对照组为常规化疗如 CAF 方案，主要结局指标为白细胞减少发生率，基于这些研究进行 Meta 分析，结果艾愈胶囊能有效改善白细胞下降率［RR=0.31，95%CI（0.20，0.48），$I^2$=0%，$P$＜0.000 01］（$n$=377）。

有符合该临床问题纳排标准的 3 项评估生血宝合剂治疗乳腺癌化疗后骨髓抑制的 RCT[49-51]，共涉及 264 例患者，分为试验组和对照组，试验组为化疗加生血宝合剂治疗，对照组为化疗加利血生、鲨肝醇口服，主要结局指标为治疗白细胞下降有效率。结果显示生血宝合剂能有效改善白细胞下降 [ OR=3.83，95%CI ( 1.79，8.21 )，$I^2$=0%，$P$=0.0005 ] ( $n$=264 )。

有符合该临床问题纳排标准的 1 项 Meta 分析[52]评估了养正消积胶囊对化疗后骨髓抑制的影响，共纳入 5 项 RCT ( $n$=329 )，对照组为单纯化疗治疗，试验组为化疗联合养正消积胶囊治疗，主要结局指标为骨髓抑制发生率。结果显示，养正消积胶囊能够降低骨髓抑制不良反应发生率 [ RR=0.67，95%CI ( 0.58，0.77 )，$I^2$=0%，$P$<0.0001 ] ( $n$=329 )。

表 10　乳腺癌化疗骨髓抑制的中医管理（中医适宜技术）

| 适宜技术 | 穴位组成 | 操作方法 | 证据级别 | 推荐意见 |
|---|---|---|---|---|
| 针刺（双侧） | 足三里、三阴交、合谷及膈俞 | 取侧卧位，均直刺进针 1.5 寸后，采用捻转补法，针下得气后，捻转角度小，用力轻，频率慢，操作时间短，每 10 分钟施手法 1 次，每日 1 次，每次 30 分钟，连续 5 天 | D | 弱推荐 |

| 适宜技术 | 穴位组成 | 操作方法 | 证据级别 | 推荐意见 |
|---|---|---|---|---|
| 雷火灸、（除中脘穴至关元穴节段腧穴外均为双侧） | 脾俞穴至气海穴节段腧穴、中脘穴至关元穴节段腧穴 | 患者俯卧，将 2 根雷火灸艾条同时对两侧腧穴由上至下补法灸疗，与皮肤保持 3～5cm 的距离，待皮肤适应艾条的温度后，再缩短距离，直至双侧脾俞穴至气海穴有明显红晕出现，艾灸结束。患者仰卧，点燃 1 根雷火灸艾条，对中脘穴至关元穴节段取补法灸疗，其余操作同前。1 天 1 次，每次 20 分钟，2 周为 1 个疗程 | D | 弱推荐 |
| 穴位埋线（双侧） | 足三里、肾俞穴 | 化疗 2～12h 前行穴位埋线。操作流程：确定位取穴后，于穴位处用酒精常规消毒，在无菌条件下，取 3 号羊肠线剪成长约 1cm 长度备用，用镊子将剪好的羊肠线穿入 5 号一次性注射针头中，刺入相应穴位，提插得气后，用埋线针芯将羊肠线推动埋入穴位内，将针头缓慢退出拔针后用酒精消毒皮肤表面，肾俞穴位采用向脊椎方向斜刺，足三里采用直刺 | D | 弱推荐 |

# 临床问题

**乳腺癌化疗时，合并与不合并中医适宜技术干预对骨髓抑制的改善，哪种更有优势？**

推荐意见：乳腺癌化疗期间可考虑针刺足三里、三阴交、血海、肾俞；或雷火灸脾俞穴至气海俞节段腧穴、中脘穴至关元俞节段腧穴；或者考虑足三里穴、肾俞穴穴位埋线防治骨髓抑制（D类证据，弱推荐）。

证据描述：1项符合纳排标准的 Meta 分析[53]，共纳入10 项 RCT 进行 Meta 分析，涉及 722 例患者。试验组在对照组基础上加用针刺，对照组为空白或假针刺等，主要结局指标为白细胞计数和血小板计数。与对照组比较，治疗组改善癌症患者化疗后白细胞 $[MD=0.88，95\%CI（0.71，1.05），I^2=45\%，P<0.01]（n=722）$ 和血小板 $[MD=25.91，95\%CI（16.86，34.97），I^2=40\%，P<0.01]（n=452）$ 计数。足三里、三阴交、合谷以及膈俞为使用频次最高的四个穴位。

有符合临床问题纳排标准的 2 项评价雷火灸治疗乳腺癌化疗后骨髓抑制的 RCT[54, 55]，试验组为口服地榆升白片，Ⅱ度以上白细胞减少患者给予 rhG-CSF 皮下注射，试验组在对照组基础上加用雷火灸，两组共涉及 452 例患者，主要结局指标为治疗白细胞下降有效率，基于以上研究行 Meta 分析，显示雷火灸脾俞穴至气海俞节段腧穴、中脘穴至关元俞节段腧穴配合中药或穴位注射可降低乳腺癌化疗后治疗白细胞下降有效率 $[RR=1.27，95\%CI（1.16，1.38），I^2=93\%，P<0.000\ 01]（n=452）$。

有符合临床问题纳排标准的 2 项 RCT[56, 57]，评估双侧足三里穴与双侧肾俞穴穴位埋线治疗乳腺癌化疗后骨髓抑制效果，对照组给予包括中药香砂六君子汤或归脾汤或龟鹿二仙汤加减或西药鲨肝醇和维生素 $B_4$，治疗组在对照组基础上增加穴位埋线治疗（取双侧足三里和肾俞穴），主要结局指标为白细胞减少发生率，基于这 2 项 RCT 行 Meta 分析，结果显示穴位埋线能降低乳腺癌化疗后白细胞减少发生率［RR=2.32，95%CI（1.28，4.20），$I^2$=0%，$P$=0.006］（$n$=107）。

(3) 心脏毒性：乳腺癌治疗中最常用的化疗药蒽环类、紫杉类以及抗 HER-2 的靶向药曲妥珠单抗均有不同程度心脏毒性，严重者可引起心力衰竭。蒽环类药物，可能导致长期心脏毒性；靶向药物，尤其是曲妥珠单抗相关心脏毒性停止治疗后可逆转，对心功能异常患者除生活干预，应立即停用相关治疗药物。目前研究显示血管紧张素转化酶抑制药、血管紧张素受体拮抗药、β 受体拮抗药、曲美他嗪、右雷佐生等可能对心肌损害具有保护作用，可改善心肌重构及心肌缺血，降低心力衰竭及心血管不良事件的发生风险。在靶向药物治疗乳腺癌导致心脏毒性过程中应遵循《靶向药物相关心功能异常的管理原则》[3]，具体内容详见图 2。中医治疗方面，认为化疗（靶向治疗）引发心脏毒性的临床表现属中医"心悸"的范畴，临床常使用益气养阴清热、宁心安神或佐以活血化瘀、化痰利水的中药治疗。具体中医管理见表 11。

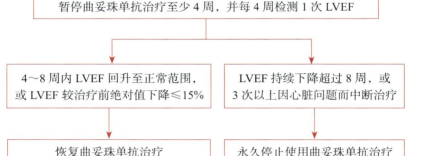

超声心动图 LVEF 较治疗前绝对数值下降 >16% 或 LVEF 低于该检测中心正常范围且较治疗前绝对值下降 ≥10%

暂停曲妥珠单抗治疗至少 4 周，并每 4 周检测 1 次 LVEF

4～8 周内 LVEF 回升至正常范围，或 LVEF 较治疗前绝对值下降 ≤15%

LVEF 持续下降超过 8 周，或 3 次以上因心脏问题而中断治疗

恢复曲妥珠单抗治疗

永久停止使用曲妥珠单抗治疗

▲ 图 2　靶向药物相关心功能异常的管理原则

## 临床问题

### 乳腺癌化疗（靶向）治疗时，合并与不合并中药干预对心脏毒性的控制，哪种更有优势？

推荐意见：乳腺癌化疗（靶向）治疗时，可口服汤药生脉散加减（C 类证据，强推荐）；或者可口服炙甘草汤加减或可静脉滴注生脉注射液（C 类证据，强推荐）；或者可考虑口服复方丹参滴丸（C 类证据，弱推荐）；或者可考虑口服汤药血府逐瘀汤加减（D 类证据，弱推荐）。

证据描述：1 项 Meta 分析[58] 共纳入 10 项 RCT，观察了生脉散对肿瘤化疗后导致的心脏毒性的改善作用，涉及 2331 例患者，对照组为单纯常规西医化疗联合或不联合西医对症治疗（辅酶 $Q_{10}$、维生素 E 等），试验组在上述方案基

表 11 乳腺癌化疗（靶向）后心脏毒性的中医管理（中药、中成药）

| 干预措施 | 处方 | 治则 | 来源 | 主要临床表现 | 用药组成 | 随证加减 | 用法用量及疗程 | 证据等级 | 推荐意见 |
|---|---|---|---|---|---|---|---|---|---|
| 中药汤剂 | 生脉散加减 | 益气滋阴、活血养心 | 《内外伤辨惑论》 | 气短、心慌、心悸、胸闷、手足兼盗汗、心热，或兼舌红少苔，脉细数 | 人参9g，麦冬9g，五味子6g | 神疲乏力明显者加红景天12g，太子参12g，生黄芪30g；阴虚火旺明显者加知母12g，黄柏9g，地骨皮9g；口舌口疮加黄柏9g，砂仁6g，生石膏30g | 每日1剂，早晚分服；连服4周 | C | 强推荐 |
| | 炙甘草汤加减 | | 《伤寒论》 | 心悸、气短、胸闷、兼怕冷，心烦不寐，或兼舌淡红，脉细弱或有结代 | 炙甘草15g，生地黄15g，生姜10g，桂枝10g，人参10g，阿胶（烊化）9g，麦冬10g，火麻仁10g，大枣10枚 | 怕冷明显者加重桂枝，人参用量，加附子10g，黄芪30g；气短明显者加红景天12g，太子参12g，黄芪30g，心烦不寐加炒酸枣仁30g，炒栀子9g，合欢皮12g | 每日1剂，早晚分服；连服4周 | C | 强推荐 |
| | 血府逐瘀汤加减 | | 《医林改错》 | 胸闷或胸痛、心慌、心悸、兼四肢麻木，或兼舌质暗红或边有瘀斑，脉涩或有结代 | 桃仁12g，红花9g，当归9g，生地黄9g，赤芍6g，牛膝9g，桔梗6g，柴胡3g，枳壳6g，炙甘草3g，川芎5g | 胸部刺痛明显者：加重川芎，当归用量，加三七6g，丹参9g，没药9g，延胡索12g；肝气不舒，急躁易怒者加川楝子12g，香附12g，青皮12g；失眠多梦者加黄连子心9g，炒酸枣仁30g，远志12g，煅龙齿12g | 每日1剂，早晚分服；连服4周 | D | 弱推荐 |

| 干预措施 | 处方 | 治则 | 来源 | 主要临床表现 | 用药组成 | 随证加减 | 用法用量及疗程 | 证据等级 | 推荐意见 |
|---|---|---|---|---|---|---|---|---|---|
| 中成药 | 生脉注射液 | 益气滋阴、活血养心 | — | 同生脉散临床表现 | 红参、麦冬、五味子 | — | 肌内注射：每次2～4ml，每日1～2次；静滴：20～60ml，用5%葡萄糖注射液250～500ml稀释后使用，4周 | C | 强推荐 |
| | 复方丹参滴丸 | | — | 同血府逐瘀汤临床表现 | 丹参、三七、冰片 | — | 口服：每次10～20丸，每日3次，或遵医嘱，24周 | C | 弱推荐 |

注：抗HER-2靶向药曲妥珠单抗的心脏毒性可参考此条

础上联合生脉散，主要结局指标为：心律失常发生率、ST-T段异常发生率、QRS低电压发生率、QT间期延长发生率。研究结果显示，试验组较对照组可分别减少化疗药所导致心脏毒性发生率，包括心律失常发生率［RR=0.37，95%CI（0.25，0.52），$I^2$=32%，$P<0.000\,01$］（$n$=1877）、ST-T段异常发生率［RR=0.36，95%CI（0.25，0.52），$I^2$=35%，$P<0.000\,01$］（$n$=1938）、QRS低电压发生率［RR=0.44，95%CI（0.27，0.70），$I^2$=0%，$P$=0.0005］（$n$=1551）、QT间期延长发生率［RR=0.44，95%CI（0.27，0.70），$I^2$=6%，$P$=0.006］（$n$=1507）。

1项Meta分析[59]共纳入37项RCT，观察了炙甘草汤对肿瘤化疗后导致的心脏毒性的改善作用，涉及2844例患者，对照组为单纯常规西医化疗联合或不联合西医对症治疗（辅酶$Q_{10}$、维生素E等），试验组在上述方案基础上联合炙甘草汤加减，主要结局指标为：射血分数（LVEF）异常发生率、cTnI（ng/ml）异常发生率、LVIDD（cm）异常发生率等。研究结果显示，试验组较对照组可降低LVEF（%）异常发生率［WMD=6.44，95%CI（0.38，12.50），$P$=0.04］（$n$=2138）和LVIDD（cm）异常发生率［WMD=−0.59，95%CI（−0.74，−0.44），$P<0.000\,01$］（$n$=791）。

一项网状Meta分析[60]共纳入28项RCT，观察了血府逐瘀汤对肿瘤化疗后导致的心脏毒性的改善作用，涉及1896例患者，对照组为蒽环类药物化疗联合或不联合西医对症治疗（辅酶$Q_{10}$、维生素E等），试验组在上述方案基础上联合血府逐瘀汤加减，分析提示蒽环类化疗药基础上联合使用益气活血类中药汤剂血府逐瘀汤，可更好改善 LVEF 异常发生率［MD=-10.1，95%CI（-17.44，-2.783）］（$n$=1469）、cTNI 异常发生率［MD=10.62，95%CI（7.802，14.32）］（$n$=772）。

一项网状 Meta 分析[61]共纳入 50 项 RCT，评估 8 种中药注射液对肿瘤蒽环类化疗药导致心脏毒性的保护作用，涉及 4256 例患者，对照组为西医常规化疗联合或不联合西医对症治疗（辅酶 $Q_{10}$、维生素 E 等），试验组在上述方案基础上联合生脉注射液治疗，研究结果提示，西医常规化疗联合生脉注射液可减少化疗药所导致的心电图异常发生率［RR=0.32，95%CI（0.91，0.55），$P$＜0.05］（$n$=481）。

将符合纳入标准的 4 项 RCT 进行 Meta 分析[62-65]，观察复方丹参滴丸对化疗后导致的心脏毒性不良反应，涉及 188 例患者，对照组为西医常规化疗联合或不联合西医对症治疗（如辅酶 $Q_{10}$ 等），试验组在上述方案基础上于化疗当天联合复方丹参滴丸口服，主要结局指标为：心电图异常发生率。分析结果显示，化疗联合复方丹参滴丸可减少化疗所致的心电图异常发生率［RR=0.26，95%CI（0.12，0.55），$I^2$=0%，$P$=0.0004］（$n$=102）。

(4) 脱发：脱发是肿瘤患者化疗最常见的副作用之一，可引起持续的负面情绪，降低生活质量。中医方面，认为"发为血之余"，头发的生长与脱落是以血贯穿其始末的，血是头发生长的物质基础。而脾胃为气血生化之源，肾主骨生髓，髓可养脑、化血、生骨。临床通过益气健脾、补肾治疗化疗后的脱发。具体方法见表12。

**乳腺癌化疗，合并与不合并中医药干预对抑制脱发，哪种更有优势？**

推荐意见：在乳腺癌化疗期间，可以口服四君子汤联合七宝美髯丹加减防治脱发，主要包括黄芪、炒白术、茯苓、何首乌、牛膝、当归、菟丝子、补骨脂、枸杞子、桑椹、墨旱莲、女贞子等药物；或可以头皮外用降温冰帽防治脱发（C类证据，强推荐）。

证据描述：一项 Meta 分析[66] 共纳入 54 项 RCT 评估中医药治疗乳腺癌化疗后不良反应的保护作用，其中在脱发不良反应方面，涉及 257 例患者，对照组为常规化疗联合或不联合冰帽治疗，试验组为上述方案基础上联合四君子汤合并七宝美髯丹加减，研究结果显示，试验组脱发症状较对照组有明显改善 [$RR=0.39$，95%CI（0.17，0.88），$I^2=0\%$，$P<0.000\ 01$]（$n=257$）。

一项 Meta 分析[67] 共纳入 3 项 RCT 研究，观察了外用头皮降温冰帽对肿瘤患者化疗后脱发的治疗作用，涉及 246 例患者。试验组较对照组化疗后脱发不良反应具有明显改善 [$RR=30.44$，95%CI（6.02，154.04），$I^2=0\%$，$P<0.0001$]（$n=246$）。

表 12 乳腺癌化疗后脱发的中医管理

| 处方 | 治则 | 来源 | 主要临床表现 | 用药组成 | 随症加减 | 用法用量及疗程 | 证据级别 | 推荐意见 |
|---|---|---|---|---|---|---|---|---|
| 四君子汤联合七宝美髯丹加减 | 养血补肾益气健脾 | 《太平惠民和剂局方》 | 脱发、毛发枯槁，生长缓慢，兼有贫血，气短乏力明显 | 黄芪 30g，党参 15g，炒白术 15g，茯苓 15g，制何首乌 10g，当归 10g，牛膝 10，枸杞子 10g，菟丝子 10g，补骨脂 10g | 气虚明显者，加重用量；头发枯槁严重者，黄精 30g，桑椹 30g；血虚明显者酌加阿胶 12g（烊化），熟地黄 12g，阴虚甚者加墨旱莲 15g，女贞子 12g；肝郁者加柴胡 9g，佛手 9g | 水煎服，每日 1 剂，早晚分服，4 周 | C | 强推荐 |
| 冰帽 | — | — | 乳腺癌患者化疗后脱发 | — | — | ①将冰块敲成小冰块放置盆内，用水冲去冰块的棱角，防止刺破冰帽②冰块放置入冰帽内 1/2 或 2/3 满③排水管夹闭，检查有无漏水④床头垫小橡胶单和治疗巾，保护床单避免潮湿⑤患者头部和颈部用干毛巾包裹后置冰帽中，保护双耳、防止冻伤和不良反应。双眼不能闭合者，涂眼膏后用纱布覆盖眼睛以保护眼角膜 | C | 强推荐 |

046

### 3. 乳腺癌放疗相关不良反应的中医管理

放疗是乳腺癌术后治疗的重要手段，最常见的放疗相关不良反应为放射性皮肤损伤和放射性肺损伤。有研究表明，绝大部分接受放疗的患者会出现不同程度的皮肤损伤，程度较轻时具有自愈性，但重度的皮肤损伤可能会导致溃疡、坏死等出现；接受胸部放疗后5%～20%的患者会发生包括急性放射性肺炎和放射性肺纤维化在内的放射性肺损伤，目前尚无治疗放射性损伤的特效药。放射性损伤可类比中医"疮疡""咳嗽""肺痿"等疾病治疗，中医药干预推荐方法见表13至表15。

## 临床问题

接受放疗的乳腺癌患者，合并与不合并中医干预对防治放射性皮肤损伤哪种更有优势？

推荐意见：乳腺癌放疗，可以外敷四妙勇安汤加减防治放疗导致的皮肤损伤（C类证据，强推荐），也可考虑中成药康复新液外敷（D类证据，弱推荐）。

证据描述：符合临床问题纳排标准的1项评估四妙勇安汤外敷对乳腺癌放射性皮肤损伤的Meta分析[68]，共纳入17项RCT，涉及1453例患者。试验组干预方式为四妙勇安汤与西药联用，对照组干预方式为外用金因肽、三乙醇胺乳膏、硼酸软膏、抗生素软膏和糖皮质激素类软膏，主要结局指标为有效率，结果显示四妙勇安汤外治可有效防治放射性皮肤损伤［RR=1.27，95%CI（1.17，1.39），$I^2$=41%，$P<0.01$］（$n$=504）。

表 13 乳腺癌放射性皮肤损伤的中医管理（中药、中成药）

| 推荐药物 | 治则 | 来源 | 主要临床表现 | 组成 | 用法 | 随证/证加减 | 剂量 | 注意事项 | 证据级别 | 推荐意见 |
|---|---|---|---|---|---|---|---|---|---|---|
| 四妙勇安汤加减 | 清热解毒、活血化瘀 | 《验方新编》 | 疱泡样暗红色斑，触痛色红，片状或鲜色红性或片状湿 | 金银花30g，玄参30g，当归20g，甘草10g，冰片10g | 粉末加凡士林1000g调成膏剂外敷 | 湿热盛者加黄连60g，黄柏60g，虎杖10g | 每日1~2次，每次停留1h | | C | 强推荐 |
| 康复新液 | | — | 中度水肿皮肤皱褶外部位融合的湿性脱皮，凹陷性水肿，严重者皮肤溃疡，出血和坏死 | 美洲大蠊提取物 | 水剂浸湿纱布外敷 | | 每日2次，每次停留30min | 放疗前4h不涂抹，不外敷 | D | 弱推荐 |

表 14　乳腺癌急性放射性肺炎的中医管理（中药、中成药）

| 推荐药物 | 证型 | 治则 | 来源 | 主要临床表现 | 用药组成 | 用法用量及疗程 | 证据级别 | 推荐意见 |
|---|---|---|---|---|---|---|---|---|
| 痰热清注射液 | 痰热郁肺 | 清热解毒清肺化痰 | 中成药 | 发热，咳黄黏痰，或带血，口干饮饮，胸痛，舌红，苔薄黄或黄腻，脉滑数 | 黄芩、熊胆粉、山羊角、金银花、连翘，辅料为丙二醇 | 每次20ml，每日1次，静脉滴注，7~28天为1个疗程 | C | 强推荐 |
| 百合固金汤加减 | 气阴两虚 | 益气养阴 | 《医方集解》 | 干咳少痰，气急，口干欲饮，神疲乏力，舌红，苔少，脉细或沉细 | 百合12g，麦冬12g，熟地黄12g，生地黄10g，玄参9g，川贝母9g，石斛12g，沙参12g，天花粉15g | 水煎服，每日1剂，早中晚分服，7~30天为1个疗程 | C | 强推荐 |
| 苇茎汤加减 | 热毒犯肺 | 清热化痰 | 《备急千金要方》 | 咳嗽，痰黏或黄，胸痛，发热，气短，便秘，咽痛，口渴，舌红，苔黄或黄腻，脉滑数 | 芦根30g，桃仁9g，薏苡仁15g，冬瓜仁15g | 水煎服，每日1剂，早晚分服，14~45天为1个疗程 | D | 弱推荐 |
| 养阴清肺汤加减/清燥救肺汤加减/沙参麦冬汤加减 | 肺燥阴亏 | 养阴清肺 | 《重楼玉钥》《医门法律》《温病条辨》 | 干咳痰少，咳嗽无力，咽干口燥，胸隐痛，潮热盗汗，乏力，短气，舌红，苔少，脉细数 | 生地黄10g，玄参9g，薄荷6g，川贝母9g，牡丹皮9g，桔梗9g，生石膏30g，亚麻子15g，阿胶9g（烊化），枇杷叶10g，党参15g（大子参15g），炒苦杏仁9g，沙参10g，麦冬10g，扁豆15g，桑叶10g，玉竹10g，天花粉12g，生甘草6g | 水煎服，每日1剂，早晚分服，14天至6个月为1个疗程 | D | 弱推荐 |

表 15　乳腺癌放射性肺纤维化的中医管理（中药）

| 推荐药物 | 证型 | 治则 | 来源 | 主要临床表现 | 用药组成 | 用法用量及疗程 | 证据级别 | 推荐意见 |
|---|---|---|---|---|---|---|---|---|
| 血府逐瘀汤加减 | 气滞血瘀 | 行气化瘀 | 《医林改错》 | 面色晦暗或口唇发暗，干咳少痰，心悸，胸闷，胸痛，潮热，失眠，舌暗有瘀点或瘀斑，苔薄，脉细涩 | 桃仁 10g，川芎 5g，红花 9g，炙甘草 6g，枳壳 6g，赤芍 6g，柴胡 3g，桔梗 5g，当归 9g，牛膝 9g | 水煎服，每日1 剂，早晚分服，6 个月 | D | 弱推荐 |

将符合纳排标准的 5 项应用康复新液治疗放射性皮肤损伤的 RCT[69-73] 进行 Meta 分析，试验组干预方式为康复新液，对照组干预方式为使用或不使用放射线防护剂，主要结局指标为有效率。经 Meta 分析康复新液能有效治疗放射性皮肤损伤 [RR=1.23，95%CI（1.12，1.34），$I^2$=85%，$P<0.01$]（$n$=439）。

# 临床问题

**接受放疗的乳腺癌患者，合并与不合并中药干预对防治急性放射性肺炎，哪种更有优势？**

推荐意见：接受乳腺癌放疗的患者，合并中药干预防治急性放射性肺炎更有优势；痰热郁肺型可以使用痰热清注射液，气阴两虚型可以口服百合固金汤加减（C 类证据，强推荐）；热毒犯肺型可考虑口服苇茎汤加减，肺燥阴亏型可考虑口服养阴清肺汤加减/清燥救肺汤加减/沙参麦冬汤加减（D 类证据，弱推荐）。

证据描述：共有符合纳排标准的 2 项 Meta 分析 [74, 75] 共纳入 26 项 RCT，共涉及 1816 例患者，其中 1 项试验组干预方式为痰热清注射液单用或联合西医常规治疗，对照组干预方式为激素、抗生素等西医常规治疗，主要结局指标为有效率，提示应用痰热清注射液能提高放射性肺炎的治愈率 [RR=1.37，95%CI（1.27，1.47），$I^2$=45%，$P<0.000\ 01$]（$n$=877）。另一篇试验组干预方式为放疗联合

痰热清注射液治疗，对照组干预方式为常规放疗，主要结局指标为放射性肺炎的发生率。提示应用痰热清注射液能够预防放射性肺炎的发生 [OR=0.42，95%CI（0.30，0.57），$I^2$=0%，$P$<0.000 01]（$n$=939）。

符合纳排标准的 1 项 Meta 分析[76]共纳入 10 项 RCT，涉及 640 例患者，试验组干预方式为百合固金汤加减联合西医常规治疗，对照组干预方式为激素、抗生素等西医常规治疗，主要结局指标为总有效率，提示百合固金汤加减对治疗放射性肺炎有效 [OR=6.77，95%CI（4.24，10.79），$I^2$=0%，$P$<0.000 01]（$n$=640）。

将符合纳排标准的 3 项应用苇茎汤加减治疗放射性肺炎的 RCT[77-79]进行 Meta 分析，试验组干预方式为苇茎汤加减联合西医常规治疗，对照组干预方式为激素、抗生素等西医常规治疗，主要结局指标为总有效率，经分析归纳苇茎汤加减能有效治疗放射性肺炎 [RR=1.35，95%CI（1.07，1.71），$I^2$=0%，$P$=0.01]（$n$=174）。

将符合纳入标准的 2 项应用养阴清肺汤加减治疗放射性肺炎的 RCT[80, 81]进行 Meta 分析，试验组干预方式为养阴清肺汤加减联合西医常规治疗，对照组干预方式为激素、抗生素等西医常规治疗，主要结局指标为有效率，结果显示养阴清肺汤加减能有效治疗放射性肺炎 [RR=1.22，95%CI（1.07，1.40），$I^2$=0%，$P$=0.004]（$n$=244）。将符合纳排标准的 2 项应用清燥救肺汤加减治疗放射性肺炎的 RCT[82, 83]进行 Meta 分析，试验组干预方式为清燥救肺汤加减联合西医常规治疗，对照组干预方式为激素、抗生素等西医常规治疗，主要结局指标为有效率，结果显示清燥救肺汤加减能有效治疗放射性肺炎［RR=1.19，95%CI（1.04，1.36），$I^2$=0%，$P$=0.01］（$n$=183）。将符合纳排标准的2项应用沙参麦冬汤加减治疗放射性肺炎的RCT[84, 85]进行Meta分析，试验组干预方式为沙参麦冬汤加减联合西医常规治疗，对照组干预方式为激素、抗生素等西医常规治疗，主要结局指标为有效率，结果显示沙参麦冬汤加减能有效治疗放射性肺炎［RR=1.32，95%CI（1.10，1.59），$I^2$=0%，$P$=0.003］（$n$=140）。

## 临床问题

**接受放疗的乳腺癌患者，合并与不合并中药干预对防治放射性肺纤维化，哪种更有优势？**

推荐意见：乳腺癌放疗，可考虑口服血府逐瘀汤加减防治放射性肺纤维化（D类证据，弱推荐）。

证据描述：符合临床问题纳排标准的2项应用血府逐瘀汤加减预防放射性肺纤维化的RCT[86, 87]进行Meta分析，试验组干预方式为血府逐瘀汤加减联合常规放疗，对照组干预方式为常规放疗，主要结局指标为总有效率。结果为血府逐瘀汤加减可有效预防放射性肺纤维化［RR=0.29，95%CI（0.17，0.50），$I^2$=0%，$P$<0.000 01］（$n$=150）。

## （二）早期巩固强化治疗

早期巩固阶段是指初次诊断的乳腺癌经系统治疗达到临床完全缓解后，很多患者会继续寻求中医强化治疗，中医强化治疗是在整体观念的指导下，辨证论治，治病求本，通过改良"土壤"微环境，扶助正气，增强免疫力，以达到防止肿瘤复发及转移的目的。早期巩固强化治疗可与随访期伴随疾病中医治疗参照进行。以下是此阶段常见的辨证分型，不同分型的辨证以主症2项，并见主舌、主脉者；或者符合主症2个，次症1个，任何舌脉者；或者主症1个，次症不少于2个，任何舌脉者，即可辨证为本证。

通过以方测证及专家共识将早期巩固强化治疗阶段明确为以下2种证型。

### 1. 肝气郁结

主症：精神抑郁或急躁易怒，口苦或干，乳房或胁肋胀痛。

次症：纳差，善太息，食少，失眠或多梦。

舌脉：舌淡，苔薄，脉弦。

治法：疏肝解郁，行气散结。

方药：逍遥散加减《太平惠民和剂局方》（C类证据，强推荐）。

组成：柴胡12g、当归12g、白芍12g、薄荷6g、茯苓12g、白术12g、生姜9g、炙甘草6g。

### 2. 冲任失调

主症：乳房刺痛固定，腰膝酸痛，潮热汗出，月经失调。

次症：头晕目眩，急躁易怒，面色晦暗，黄褐斑，大龄未育（＞30岁），多次流产史（＞3次）。

舌脉：舌质淡红或淡暗，或舌下脉络青紫迂曲，苔薄白或少苔，脉沉细或弦细或涩。

治法：调理冲任，补益肝肾。

方药：桃红四物汤合六味地黄丸加减《医宗金鉴》《小儿要证直诀》（C 类证据，强推荐）。

组成：桃仁 12g、红花 9g、生地黄 12g、赤芍 12g、川芎 12g、熟地黄 12g、山茱萸 12g、牡丹皮 9g、山药 12g、泽泻 15g、茯苓 15g。

辨证加减：气滞不舒，胁痛剧者加青皮 9g、枳壳 9g、八月札 9g、香附 9g；气郁化火者加牡丹皮 9g、绿萼梅 9g、焦栀子 9g；血瘀重者加三棱 6g、莪术 9g；潮热甚者加天冬 12g；失眠、盗汗、潮热者加百合 12g、合欢皮 12g、炒枣仁 15g、麻黄根 30g 等。余毒未尽者可选用白花蛇舌草 30g、龙葵 12g、白英 12g、半枝莲 12g、山慈菇 9g、全蝎 6g、重楼 9g、青蒿 12g 等解毒祛邪。

## 临床问题

**乳腺癌早期巩固阶段，单用中医药或联合西医药强化治疗的疗效及安全性如何？**

推荐意见：早期乳腺癌巩固强化阶段，中医证型以肝气郁结证和冲任失调证为多见，肝气郁结证可以口服逍遥散，冲任失调证可以口服桃红四物汤合六味地黄丸以改善生存（C 类证据，强推荐）。并在辨证基础上可考虑选用白花蛇舌草、龙葵、白英、半枝莲、山慈菇、全蝎、重楼、青蒿等解毒祛邪类药物（无法进行 GRADE 证据评价，专家认可度≥75%，弱推荐）。

表16　早期乳腺癌巩固强化中成药推荐

| 药物名称 | 药物组成 | 治则 | 适应证及注意事项 | 用法用量 | 证据质量 | 推荐强度 |
|---|---|---|---|---|---|---|
| 复方斑蝥胶囊 | 斑蝥、刺五加、半枝莲、黄芪、女贞子、山茱萸、人参、三棱、莪术、熊胆粉、甘草 | 破血消癥，攻毒蚀疮 | 适用于瘀毒内阻、气阴两虚型乳腺癌的治疗；肝肾功能不良者慎用，妊娠及哺乳期女性禁用 | 口服，每次3粒，每日2次，3个月为1个疗程 | C | 强推荐 |
| 槐耳颗粒 | 槐耳清膏 | 扶正固本，活血消癥 | 适用于正气虚弱、瘀血阻滞型乳腺癌的治疗，可改善患者生活质量 | 冲服，每次20g，每日3次，6个月为1个疗程 | C | 强推荐 |
| 西黄胶囊/丸 | 人工牛黄、人工麝香、醋乳香、醋没药 | 清热解毒，消肿散结 | 适用于瘀毒互结所致的乳腺癌，妊娠期女性禁用，脾胃虚寒者慎用 | 西黄胶囊：口服，每次4~8粒，每日2次，西黄丸：口服，每次3g，每日2次，3周为1个疗程 | C | 强推荐 |
| 平消胶囊 | 郁金、仙鹤草、五灵脂、白矾、硝石、干漆(制)、枳壳(麸炒)、马钱子粉 | 活血化瘀，散结消肿，解毒止痛 | 适用于毒瘀内结所致的乳腺癌，攻补兼施，抑制肿瘤生长，提高机体免疫力；妊娠期禁用 | 口服，每次4~8粒，每日3次，3周为1个疗程 | C | 强推荐 |

早期乳腺癌巩固阶段，中成药可以口服斑蝥胶囊、槐耳颗粒、西黄胶囊/丸、平消胶囊以改善生存（C类证据，强推荐）。

证据描述：共有符合临床问题纳排标准的 3 项 RCT[88–90] 观察了逍遥散加减联合西医规范治疗肝气郁结型乳腺癌患者，涉及 186 例患者，试验组干预方式为逍遥散加减联合西医规范治疗，对照组干预方式为西医规范治疗，主要结局指标为生存质量有效等。进行 Meta 分析结果显示试验组提高生存质量有效率优于对照组 [RR=1.98，95%CI（1.41，2.78），$I^2$=0%，$P$<0.0001]（$n$=186），并能够改善中医证候 [RR=1.43，95%CI（1.16，1.76），$I^2$=0%，$P$=0.0009]（$n$=122），减少化疗不良反应的发生率，如白细胞降低 [RR=0.51，95%CI（0.37，0.75），$I^2$=0%，$P$=0.0007]（$n$=126）及消化道反应 [RR=0.48，95% CI（0.33，0.71），$I^2$=0%，$P$=0.0002]（$n$=126）。

共有符合临床问题纳排标准的 2 项 RCT[91, 92] 观察了桃红四物汤加减联合西医规范治疗冲任失调、气滞血瘀型乳腺癌患者，涉及 116 例患者，试验组干预方式为桃红四物汤加减联合西医规范治疗，对照组干预方式为西医规范治疗。主要结局指标为中医证候疗效和改善生存质量有效率。进行 Meta 分析结果显示 [RR=1.76，95%CI（1.33，2.34），$I^2$=0%，$P$<0.0001]（$n$=116），改善患者生存质量有效率 [RR=0.74，95%CI（0.59，0.93），$I^2$=97%，$P$=0.01]（$n$=116）。有符合临床问题纳排标准的 2 项 RCT[93, 94] 观察了六味地黄丸加减联合西医规范治疗冲任失调、肝肾阴虚型乳腺癌患

者，涉及155例患者，试验组干预方式为六味地黄丸加减联合西医规范治疗，对照组干预方式为西医规范治疗。主要结局指标为生活质量。进行Meta分析结果显示试验组较对照组能改善患者生活质量总有效率［RR=1.36，95%CI（1.21，1.66），$I^2$=75%，$P$=0.002］（$n$=155）。

共有符合纳排标准的网状Meta分析1项[95]，共纳入61项RCT，涉及10种口服中成药，该Meta分析显示西黄丸/胶囊、平消胶囊、复方斑蝥胶囊、槐耳颗粒能够改善Ⅰ～Ⅲ期乳腺癌患者客观缓解率（objective response rate，ORR），疗效排序为西黄丸/胶囊＞平消胶囊＞复方斑蝥胶囊＞槐耳颗粒，同时也能够很好地改善Ⅰ～Ⅲ期乳腺癌患者疾病控制率（disease control rate，DCR），且疗效排序为西黄丸/胶囊＞平消胶囊＞复方斑蝥胶囊＞槐耳颗粒；生活质量（quality of life，QOL）改善率的疗效排序为西黄丸/胶囊＞槐耳颗粒＞复方斑蝥胶囊＞平消胶囊。

同时经检索，现有大量文献证据表明早期巩固强化治疗阶段乳腺癌常用白花蛇舌草、龙葵、白英、半枝莲、山慈菇、全蝎、重楼、青蒿等药辨证加减以解毒祛邪、防复发转移（截至该指南发布时名老中医经验类文献分别为25、2、1、15、13、13、7、8项，药理机制类文献分别为9、9、3、12、13、7、12、2项）。

## （三）晚期姑息性治疗

晚期姑息性治疗是指乳腺癌根治性手术治疗后出现复发转移或初治即为Ⅳ期。本阶段中医治疗在辨证论治的基础上，注重扶正气、辨局部，以达到改善症状、延长生存、提高生活质量的目的。若此阶段需合并西医治疗时中医干预参考急病期中医管理。通过专家共识将晚期姑息性治疗阶段明确为以下 4 种证型。

**1. 气血两虚**

主症：形体消瘦，面色无华，唇甲色淡，气短乏力，动辄尤甚，头昏心悸，目眩眼花，动则多汗。

次症：口干舌燥，纳呆食少。

舌脉：舌质红或淡，脉细或细弱。

治法：补益气血，理气散结。

方药：香贝养荣汤加减《医宗金鉴》（C 类证据，强推荐）。

组成：白术 12g、党参 12g、茯苓 15g、陈皮 9g、熟地黄 12g、川芎 9g、当归 9g、白芍 12g、浙贝母 10g、香附 9g、桔梗 9g、甘草 6g、连翘 12g、白花蛇舌草 15g、枳壳 9g。

**2. 脾肾亏虚**

主症：身体可及包块，皮色不变，腰膝酸软，腹中冷痛，形寒肢冷，面色白。

次症：肢体浮肿，关节酸痛，神疲乏力，久泻久痢，下利清谷或便秘，小便不利或频数。

舌脉：舌淡胖或边有齿痕，舌苔白滑，脉沉细无力。

治法：温阳补血，散寒通滞。

方药：阳和汤加减《外科全生集》（C 类证据，强推荐）。

组成：鹿角胶 6g、蜜麻黄 6g、肉桂 6g、白芥子 6g、山慈菇 9g、皂角刺 10g、黄芪 30g、白术 12g、白花蛇舌草 15g。

**3. 肝郁脾虚**

主症：胁胀作痛，情志抑郁，腹胀，便溏。

次症：胸胁胀满窜痛，善太息，或急躁易怒，食少，腹胀，便溏不爽，肠鸣矢气，或腹痛欲便，泻后痛减，或大便溏结不调。

舌脉：舌苔白，脉弦或缓。

治法：疏肝健脾，解毒散结。

方药：逍遥散加减《太平惠民和剂局方》（C类证据，强推荐）。

组成：柴胡12g、当归12g、白芍12g、薄荷6g、茯苓12g、白术12g、生姜9g、炙甘草6g、白花蛇舌草15g、半枝莲15g、山慈菇9g。

### 4. 瘀毒互结

主症：乳房红肿疼痛，肤色紫暗，或溃破不收，乳头溢液，糜烂溃疡，甚至发热，胁肋胸部疼痛。

次症：口干渴，大便干结，小便短赤。

舌脉：舌绛有瘀斑，苔薄黄或厚黄，脉涩或弦数或沉弱。

治法：行气活血，解毒化瘀。

方药：西黄胶囊（丸）《外科证治全生集》合龙蛇羊泉汤（C类证据，强推荐）。

组成：乳香5g、没药5g、体外牛黄0.15g、黄芪30g、牡丹皮9g、青皮9g、山慈菇9g、皂角刺10g、龙葵15g、白花蛇舌草15g、白英15g。

晚期维持阶段注重辨局部，骨转移者可考虑加透骨草15g、鹿衔草15g、骨碎补9g、桑寄生15g；肝转移者可考虑加鳖甲15g、预知子9g、凌霄花9g、鼠妇6g、枸杞子12g；肺转移者可考虑加桔梗9g、麦冬12g、五味子6g、黄芩9g、僵蚕10g；脑转移者加全蝎5g、蜈蚣5g、制天南星9g、枸杞子12g、菊花9g；皮下转移破溃者可考虑加金银花15g、蒲公英15g；淋巴转移者可考虑选用浙贝母 10g、生龙骨 30g、生牡蛎 30g、海藻 12g、夏枯草 15g、猫爪草 30g 等；乳房胸胁痛剧者可考虑选用川楝子 9g、郁金 9g、青皮 9g、枳壳 9g、八月札 9g、香附 9g、橘络 9g；气郁化火者可考虑加牡丹皮 9g、绿萼梅 9g、焦栀子 9g（专家认可度 ≥75%，弱推荐）。

表 17　晚期维持阶段乳腺癌中成药推荐

| 处方 | 组成 | 治则 | 用法用量及疗程 | 证据级别 | 推荐意见 |
|---|---|---|---|---|---|
| 华蟾素片 | 干蟾皮提取物 | 解毒、消肿、止痛 | 口服，每次 2 粒，每日 3 次，4 周为 1 个疗程 | C | 强推荐 |
| 槐耳颗粒 | 槐耳菌质 | 扶正固本活血消癥 | 口服，每次 20g，每日 3 次，6 个月为 1 个疗程 | C | 强推荐 |
| 平消胶囊 | 郁金、马钱子粉、仙鹤草、五灵脂、白矾、硝石、干漆（制）、枳壳（麸炒） | 活血化瘀散结消肿 | 口服，每次 6～8 粒，每日 3 次，3 周为 1 个疗程 | C | 强推荐 |
| 参芪扶正注射液 | 党参、黄芪、氯化钠（注射用） | 益气扶正 | 静脉滴注，每日 250ml，10 天为 1 个疗程 | C | 强推荐 |
| 复方苦参注射液 | 苦参、白土苓 | 清热利湿凉血解毒 | 静脉滴注，每日 1 剂，2 周为 1 个疗程 | C | 强推荐 |

# 临床问题

**晚期乳腺癌患者，单用中医药或联合西医药姑息性治疗的疗效及安全性如何?**

推荐意见：晚期乳腺癌患者，中医证型常见气血两虚证、脾肾亏虚证、肝郁脾虚证、瘀毒互结证，气血两虚证可以香贝养荣汤加减为主，脾肾亏虚证以阳和汤加减为主，肝郁脾虚证可以逍遥散加减为主，瘀毒互结证可以西黄胶囊（丸）合龙蛇羊泉汤加减为主治疗以改善生存（C 类证据，强推荐）。

晚期乳腺癌姑息治疗推荐中成药口服华蟾素片、槐耳颗粒、平消胶囊，静脉给予参芪扶正注射液、复方苦参注射液，以提升患者生存质量、降低毒副反应（C 类证据，强推荐）。

证据描述：对于气血两虚证，将符合纳排标准的 2 项 RCT 进行 Meta 分析[96, 97]，涉及 190 名患者，试验组干预方式为香贝养荣汤联合西医规范治疗，对照组干预方式为西医规范治疗或空白，主要结局指标为总有效率。试验组较对照组能提高总有效率［RR=1.72，95%CI（1.21，2.46），$I^2$=0%，P=0.003］（n=190）；改善中医证候积分［MD=-6.36，95%CI（-7.97，-4.76），$I^2$=0%，P<0.000 01］（n=190）；提升 CD3+ 细胞水平［MD=12.96，95%CI（10.71，15.22），$I^2$=0%，P<0.000 01］（n=190）；提升 CD4+ 细胞水平［MD=6.57，95%CI（4.94，8.20），$I^2$=0%，P<0.000 01］（n=190）。

对于脾肾亏虚证，将符合纳排标准的 2 项 RCT 进行 Meta 分析[98, 99]，涉及 140 名患者，试验组干预方式为阳和汤联合西医规范治疗，对照组干预方式为西医规范治疗或空白，主要结局指标为生活质量稳定率。试验组较对照组能提升生活质量稳定率［RR=0.18，95%CI（0.05，0.31），$I^2$=0%，$P$=0.007］（$n$=140）；改善活动能力［RR=3.70，95%CI（1.80，7.62），$I^2$=0%，$P$=0.0004］（$n$=140）；改善疼痛［RR=2.95，95%CI（1.43，6.05），$I^2$=0%，$P$=0.003］（$n$=140）。

对于肝郁脾虚证，将符合纳排标准的 3 项 RCT 进行 Meta 分析[100-102]，涉及 215 名患者，试验组干预方式为逍遥散加减联合西医规范治疗，对照组干预方式为西医规范治疗或空白，主要结局指标为 KPS 评分。试验组较对照组能改善患者 KPS 评分［MD=3.61，95%CI（2.02，5.19），$I^2$=69%，$P$<0.000 01］（$n$=136）；降低Ⅳ度消化道毒副作用的发生率［RR=0.30，95%CI（0.11，0.81），$I^2$=0%，$P$=0.02］（$n$=152）。

对于瘀毒互结证，已有的符合纳排标准的网状 Meta 分析 1 篇[95]，共纳入 61 项 RCT，涉及 10 种口服中成药，主要结局指标为 ORR 和 DCR。结果表明乳腺癌晚期瘀毒互结证在西医规范治疗基础上使用西黄胶囊（丸）治疗有益于提升 ORR 和 DCR。

对于口服中成药，已有的符合纳排标准的网状 Meta 分析 1 项[95]，共纳入 61 项 RCT，涉及 10 种口服中成药，主要结局指标为 ORR 和 DCR。该 Meta 分析显示，改善Ⅲ～Ⅳ期乳腺癌患者 ORR 的疗效排序为槐耳颗粒＞西黄丸/胶囊＞华蟾素片＞平消胶囊；改善Ⅲ～Ⅳ期患者 DCR 的疗效排序为平消胶囊＞西黄丸/胶囊＞华蟾素片＞槐耳颗粒；生活质量改善率的疗效排序为西黄丸/胶囊＞槐耳颗粒＞华蟾素片＞

平消胶囊；西黄丸有益于提高乳腺癌患者的无进展生存期（progression-free sunival，PFS）和患者总生存（overall survival，OS），平消胶囊有益于提高 OS；缓解白细胞减少发生率的疗效排序为槐耳颗粒＞华蟾素片＞西黄丸／胶囊＞平消胶囊；减少消化道反应发生率的疗效排序为西黄丸／胶囊＞槐耳颗粒＞平消胶囊＞华蟾素片。

对于参芪扶正注射液，已有符合纳排标准的 Meta 分析 1 项[103]，共纳入 49 项 RCT，涉及 4385 名乳腺癌患者，试验组干预方式为参芪扶正注射液联合西医规范治疗，对照组干预方式为西医规范治疗或空白，主要结局指标为客观缓解率。结果显示试验组较对照组能显著提高客观缓解率 $[RR=1.21，95\%CI（1.10，1.32），I^2=0\%，P<0.05]（n=136）$；提升生活质量 $[RR=1.47，95\%CI（1.32，1.64），I^2=37.4\%，P<0.05]$；减少恶性呕吐的发生 $[RR=0.63，95\%CI（0.51，0.77），I^2=9.8\%，P<0.001]$；减少骨髓抑制的发生 $[RR=0.68，95\%CI（0.51，0.91），I^2=52.4\%，P<0.0001]$。

对于复方苦参注射液，已有符合纳排标准的 Meta 分析 1 项[104]，共纳入 30 项 RCT，涉及 2556 名乳腺癌患者，试验组干预方式为复方苦参注射液联合西医规范治疗，对照组干预方式为西医规范治疗，主要结局指标为 ORR 和 DCR。试验组较对照组可显著改善 ORR $[RR=1.30，95\%CI（1.18，1.43），I^2=27\%，P<0.001]（n=1694）$；显著改善 DCR $[RR=1.21，95\%CI（1.15，1.28），I^2=16\%，P<0.001]（n=1627）$；提高生活质量 $[RR=1.30，95\%CI（1.26，1.61），I^2=37\%，P<0.001]（n=1172）$。

## （四）不同分子分型中医临床施治要点

乳腺癌是一种高度异质性疾病，不同分子分型的乳腺癌生物学特性有很大不同，将现代医学精准治疗的理念融入中医的临床实践，才能使中医个体化治疗内容不断完善丰富。越来越多的循证医学证据显示在中医辨证论治理论指导下分型施治，对中西医结合的乳腺癌临床实践中有重要作用。

Luminal 型乳腺癌，占全部乳腺癌的 60%～70%。此型为雌激素依赖性乳腺癌，病机为冲任失调、肝肾不足，在辨证治疗时要避免使用具有明显雌激素样作用的中药。

三阴型乳腺癌约占乳腺癌的 15%～20%，具有独特的生物学特性和临床特征，与其他亚型的乳腺癌相比，其侵袭性强，恶性程度高，易发生内脏转移。中医认为三阴型乳腺癌的病机多是本虚标实，癌毒内盛。癌毒伏于体内是三阴乳腺癌复发转移的核心病机。

HER-2 阳性乳腺癌占乳腺癌的 25% 左右，在不同分子分型乳腺癌中，HER-2 阳性脑转移的比例最高，治疗强调扶正、祛风痰。

### 临床问题

**对不同分子分型乳腺癌患者，合并与不合并中医干预对于改善预后，哪种更有优势？**

推荐意见：对于 Luminal 型乳腺癌患者，可给予疏肝益肾、调和冲任的中药，即柴胡 12g、合欢皮 15g、白术 15g、茯苓 15g、枸杞子 12g、桑寄生 15g、女贞子 12g、熟地黄

12g、山茱萸12g、怀牛膝12g、莪术9g改善预后（B类证据，强推荐）；对于三阴型乳腺癌患者，推荐辨证论治基础上，加减使用解毒类药物白花蛇舌草15g、山慈菇9g、龙葵15g、白英15g、半枝莲15g、夏枯草15g、莪术9g、蜂房5g改善预后（C类证据，强推荐）；对于HER-2阳性乳腺癌患者，可在辨证治疗时考虑选用祛风痰药物：全蝎5g、蜈蚣2条、石菖蒲9g、郁金9g、川芎9g、山慈菇9g、制天南星9g、蜂房5g等，改善预后（D类证据，弱推荐）。

证据描述：已有符合临床问题纳排标准的2项Meta分析，共纳入56项RCT。1项涉及1485例Luminal型乳腺癌患者[105]，观察了口服中药汤剂联合内分泌治疗对改善Luminal型乳腺癌的预后情况，试验组口服中药汤剂联合内分泌治疗，对照组采用内分泌治疗，主要结局指标为ORR，Meta分析提示疏肝益肾、调和冲任中药柴胡、合欢皮、白术、茯苓、枸杞子、桑寄生、女贞子、熟地黄、山茱萸、怀牛膝、莪术等对于改善Luminal型乳腺癌患者ORR具有优势［OR=2.32，95%CI（1.44，3.71），$I^2$=0%，$P$=0.0005］（$n$=309）。另一项涉及2830例三阴型乳腺癌患者[106]，观察了口服中药汤剂联合放化疗对改善三阴型乳腺癌的预后情况，试验组口服中药汤剂联合放化疗，对照组采用放化疗，主要结局指标为复发转移率，Meta分析提示采用解毒化痰、益气健脾、疏肝理气的中药，如白花蛇舌草、山慈菇、猫爪草、龙葵、白英、半枝莲、夏枯草、蜂房等对于改善三阴型乳腺癌患者预后具有优势［RR=0.56，95%CI（0.42，0.74），$I^2$=0%，$P$＜0.0001］（$n$=515）。

共有符合临床问题纳排标准的 2 项采用中药汤剂的 RCT [107, 108]，观察了口服中药汤剂对改善 HER-2 阳性型乳腺癌患者的预后情况，涉及 142 例患者。试验组口服中药汤剂联合靶向治疗，对照组采用靶向治疗，主要结局指标为部分缓解（partial response，PR）。Meta 分析后提示含有解毒祛痰中药全蝎、蜈蚣、石菖蒲、郁金、川芎、山慈菇、制天南星、蜂房的汤剂对于改善 HER-2 阳型乳腺癌患者预后具有优势 ［RR=1.25，95%CI（0.72，2.18），$I^2$=0%，$P$=0.43］（$n$=142），但不具有统计学意义。

## （五）随访期伴随常见疾病（症状）中医管理

随着对乳腺癌筛查的重视与规范化诊疗技术的提升，我国乳腺癌患者治愈率显著提高，患者生存时间显著延长。患者面临的肿瘤及相关其他健康问题如心血管、骨健康、心理健康等问题也逐渐增加，成为随访期乳腺癌患者管理的新难题，其不仅影响患者的生活质量，甚至转化为疾病复发和死亡风险。中医药对乳腺癌由于疾病本身或长期治疗导致并发症的控制也出现了越来越多高水平的临床研究，提供了一些较高证据级别的方法。本条目讨论的问题可与早期巩固强化治疗互相参照。

### 1. 血脂异常的中医管理

我国超过半数的乳腺癌患者处于围绝经期或绝经期。随着雌激素水平下降，血脂异常的发生率明显上升。除辅助内分泌治疗外，化疗亦会升高乳腺癌患者的血脂水平，全程关注乳腺癌患者的血脂情况并给予适当的干预，有助于防治动脉粥样硬化性心血管病（atherosclerotic cardiovascular disease，ASCVD）的发生，并可降低乳腺癌的复发风险。除控制饮食和改善生活方式，西医对血脂异常的治疗药物治疗包括他汀类、贝特类、烟酸类药物、胆固醇吸收抑制剂等，中医药治疗在临床上也取得了一定的疗效，具体见表 18。

表 18　乳腺癌随访期血脂异常的中医管理（中成药、中医适宜技术）

| 药物 / 适宜技术 | 药物 / 穴位组成 | 用法用量及疗程 | 证据级别 | 推荐意见 |
|---|---|---|---|---|
| 丹田降脂丸 | 丹参、三七、制何首乌、人参、黄精、泽泻、当归、川芎、肉桂、淫羊藿、五加皮 | 每次 1～2g，每日 2 次，4～8 周为 1 个疗程 | C | 强推荐 |
| 荷丹片 | 荷叶、丹参、山楂、番泻叶 | 每次 2 片，每日 3 次，8 周为 1 个疗程 | C | 强推荐 |
| 血脂康胶囊 | 红曲 | 口服，每次 2 粒，每日 2 次，早晚饭后服用；轻、中度患者一日 2 粒，晚饭后服用 | C | 强推荐 |
| 电针（除督脉、任脉外均双侧） | 足三里、丰隆、三阴交、中脘、天枢 | 得气后接电针仪，选择等幅疏密波，频率 2/100Hz，8mA，留针 20min，每日 1 次，3 次为 1 个疗程 | C | 强推荐 |
| 耳穴压丸（双侧） | 内分泌、三焦、胃、脾、皮质下、肾、肺 | 将王不留行籽放在 6mm×6mm 胶布上，耳郭消毒后贴压，按压 3 次 / 日，力度使耳郭充血、肿胀，每穴每次 1min，每 5 日换帖，两耳交替，1 个月 1 个疗程 | D | 弱推荐 |

对血脂异常的乳腺癌患者，合并与不合并中医（中药、中医适宜技术）干预，哪种更具有优势？

推荐意见：血脂异常的乳腺癌患者，可以使用丹田降脂丸或荷丹片或血脂康胶囊，或者电针足三里、丰隆、三阴交、中脘、天枢改善血脂异常（C 类证据，强推荐）；或者考虑选内分泌、三焦、胃、脾、皮质下、肾、肺耳穴压丸（D 类证据，弱推荐）。

证据描述：1 项符合纳排标准的 Meta 分析[109]纳入了 8 项 RCT，涉及 907 例患者，试验组干预方式为丹田降脂丸联合他汀类药物，对照组干预方式为他汀类药物，主要结局指标为总改善率，结果显示丹田降脂丸联合他汀类药物治疗高脂血症的总有效率明显高于单独使用他汀类药物［OR=5.30，95%CI（2.30～12.22），$I^2$=11%，$P<0.0001$］（$n$=313）。

1 项符合纳排标准的 Meta 分析[110]纳入了 14 项 RCT 研究，涉及 1129 例患者，试验组干预方式为荷丹片联合他汀类药物，对照组干预方式为他汀类药物，主要结局指标为低密度脂蛋白表达水平（LDL），结果显示荷丹片降低 LDL［MD=−0.63，95%CI（−0.94，−0.31），$I^2$=98%，$P$=0.0001］（$n$=1129）。

1 项符合纳排标准的 Meta 分析[111]纳入了 11 项 RCT 研究，涉及 1559 例患者，试验组干预方式为血脂康胶囊联合他汀类药物，对照组干预方式为他汀类药物，主要结局指标为总有效率，结果显示血脂康胶囊联合他汀类药物治疗高脂血症的总有效率明显高于单独使用他汀类药物［OR=3.60，95%CI（2.56，5.07），$I^2$=0%，$P<0.00001$］（$n$=1499）。

1 项符合纳排标准的 Meta 分析[112] 纳入了 15 篇 RCT 研究，涉及 1347 例高脂血症的患者，试验组干预方式为电针联合他汀类药物，对照组方式为他汀类药物，主要结局指标为 LDL。结果显示电针能改善 LDL［MD=-0.04，95%CI（-0.06，-0.01），$I^2$=49%，$P<0.0004$］（$n$=943）。

1 项符合纳排标准的 Meta 分析[113] 纳入了 9 项 RCT 研究，涉及 1115 例患者，试验组干预方式为调节生活方式基础上耳穴压丸干预，对照组干预方式为调节生活方式，主要结局指标为有效率。结果显示，试验组较对照组可提高血脂异常治疗有效率［RR=1.63，95% CI（1.22，2.18），$I^2$=0%，$P<0.00 01$］（$n$=121）。

## 2. 乳腺癌患者精神心理的中医管理

乳腺癌患者在治疗过程中会经历身体多方面的变化，比如乳房切除术后身体形象的改变、化疗药物造成的脱发、疲乏感等；激素相关的失眠、潮热等不适；性相关问题等，这些问题都会影响患者的心理状态。研究显示，17.9%～33.9% 的乳腺癌患者合并焦虑症状或焦虑症，严重影响着乳腺癌的转归和预后。目前西医治疗主要有药物治疗与心理治疗两大模式。药物治疗有苯二氮䓬类抗焦虑药、5-HT1A 受体部分激动药和具有抗焦虑作用的抗抑郁药［选择性 5-HT 再摄取抑制药（SSRI）、5-HT 和去甲肾上腺素再摄取抑制药（SNRI）］，常用药物有文拉法辛、度洛西汀、艾司西酞普兰、丁螺环酮、坦度螺酮、曲唑酮、多塞平等。心理治疗包括团体心理疗法、正念疗法等。西医药物治疗所引发生命体征不稳如抑制呼吸及影响昼间觉醒质量、消化系统症状、停药反跳、成瘾性等不良反应，且干预周期较长，患者常具有抵触心理，依从性差。焦虑属于中医学的"郁病""惊悸"等范畴。临床辨证论治为主，针药并举，并结合精神治疗，解除致病病因，促进心身健康的恢复。中医干预方案见表19。

## 临床问题

**乳腺癌伴随焦虑合并与不合并中医（中药、中医适宜技术）干预，哪种更有优势？**

推荐意见：乳腺癌合并焦虑，可以使用逍遥散方加减 / 六味地黄汤加减（C 类证据，强推荐）。也可考虑按压耳穴神门、心、交感、肝、皮质下、内分泌、脾、肾、三焦（C 类证据，弱推荐）。

证据描述：已有符合临床问题纳排标准的 1 项 Meta 分析[114]，共纳入 8 项 RCT，观察了疏肝健脾、滋阴补肾中药汤剂对改善乳腺癌患者焦虑症状的疗效，涉及 579 例患者，试验组采用疏肝健脾、滋阴补肾中药汤剂联合西医基础治疗（基础抗肿瘤治疗 + 常规护理），对照组西医基础治疗（基础抗肿瘤治疗 + 常规护理），主要结局指标为焦虑量表评分，试验组较对照组可明显改善乳腺癌患者焦虑症状 [SMD=−1.61，95%CI（−2.52，−0.71），$I^2$=95%，P=0.0005]（n=579）。

有符合纳排标准的 2 项采用耳穴疗法的 RCT[115, 116]，观察了耳穴疗法对改善乳腺癌患者焦虑症状的疗效，涉及 152 例患者，试验组采用耳穴联合常规护理，对照组为常规护理，主要结局指标为焦虑量表评分，试验组较对照组可明显改善乳腺癌患者焦虑症状 [SMD=−0.45，95%CI（−0.78，−0.13），$I^2$=0%，P=0.0006]（n=152）。

表 19 乳腺癌随访期精神的心理管理（中药、中医适宜技术）

| 治则 | 处方 | 来源 | 主要临床表现 | 药物/穴位组成 | 随证/症加减 | 用法用量及疗程 | 证据等级 | 推荐意见 |
|---|---|---|---|---|---|---|---|---|
| 疏肝健脾 | 逍遥散方加减 | 《太平惠民和剂局方》 | 情绪不宁，烦躁汗出，胸胁胀痛，纳差，舌淡，苔薄，脉弦 | 柴胡10g，白术12g，茯苓15g，当归12g，白芍15g，薄荷6g | 失眠者：加百合12g，合欢皮12g，炒酸枣仁15g；乳房胀痛，胸胁疼痛，结节多者：加夏枯草15g，法半夏9g； | 每日1剂，早晚分服；4~12周为1个疗程 | C | 强推荐 |
| 滋阴补肾 | 六味地黄汤加减 | 《小儿药证直诀》 | 虚烦不寐，心悸不安，腰膝酸软，手足心热，烘热汗出，舌红少苔，脉细数 | 熟地黄15g，山药12g，泽泻10g，山茱萸12g，牡丹皮10g，茯苓10g | 火热炽盛者：加牡丹皮12g，焦栀子9g，石膏30g；多汗者：加麻黄根9g，腰膝酸软者：加枸杞子12g，女贞子12g，淫羊藿10g | 每日1剂，早晚分服；4~12周为1个疗程 | C | 强推荐 |
| — | 耳针（耳穴双侧） | — | 情绪不宁，郁闷烦躁 | 神门、心、交感、肝、胆、皮质下、内分泌、脾、肾、三焦 | — | 每日按压耳穴3次，每次不少于60s。左右交替，3天1换。4~12周为1个疗程 | C | 弱推荐 |

### 3. 癌因性疲乏的中医管理

NCCN 指南中定义癌因性疲乏（cancer related fatigue，CRF），指一种痛苦的、持续的、主观的、有关躯体、情感或认知方面的疲乏感或疲惫感，与近期的活动量不符，与癌症或癌症的治疗有关，并且妨碍日常生活，是肿瘤患者最常见、最痛苦的相关症状之一。CRF 可发生在乳腺癌治疗前并贯穿整个治疗过程中，部分患者的疲乏症状可能在治疗结束后仍持续许多年，发生率高达 80%。CRF 不仅导致生活质量的各个方面受到干扰，还可能成为生存率降低的危险因素。目前常用的西医药物包括精神兴奋药如哌甲酯、莫达非尼，短期使用地塞米松等，但研究表明其临床获益非常有限。因此，关于 CRF 的中西医干预治疗日益受到关注。CRF 是乳腺癌患者在治疗过程中，由于放化疗药物或其他多种药物作用于机体，引起气血阴阳失调，脏腑功能虚损，日久不复而成。临床上，以虚证及虚实夹杂证多见。虚主要以气、血、阴、阳不足为主；虚实夹杂则主要为脏腑功能失调，同时兼有痰湿、气郁及血瘀等病邪阻滞。中医管理方法见表 20～表 21。

## 临床问题

### 乳腺癌伴随癌因性疲乏合并与不合并中药干预，哪种更有优势？

推荐意见：乳腺癌伴随癌因性疲乏，可考虑使用中药汤剂八珍汤加减、四君子汤加减治疗（D 类证据，弱推荐）。

证据描述：共有符合纳排标准的 2 项 RCT[117, 118]观察了八珍汤加减联合西医常规治疗癌因性疲乏患者，涉及 250 例

表 20 乳腺癌随访期癌因性疲乏的中医管理（中药）

| 处方 | 治则 | 来源 | 临床表现 | 用药组成 | 随证/症加减 | 用法 | 证据级别 | 推荐意见 |
|------|------|------|----------|----------|-------------|------|----------|----------|
| 八珍汤加减 | 补中健脾、益气养血 | 《正体类要》 | 气短乏力、面色萎黄、心悸、头晕、舌质淡、苔薄白、脉细 | 当归10g, 川芎10g, 白芍10g, 熟地黄10g, 人参9g, 白术10g, 茯苓15g | 肝郁气滞者加柴胡、陈皮、枳壳各9g; 便溏者加白扁豆、诃子各12g; 腰膝酸软者加牛膝、女贞子、枸杞子各12g | 水煎服, 每日1剂, 早晚分服, 连服30天 | D | 弱推荐 |
| 四君子汤加减 | | 《太平惠民和剂局方》 | 气短、乏力、嗜睡或失眠、少气懒言、舌淡、脉细弱 | 党参10g, 茯苓15g, 白术12g, 炙甘草6g | — | 水煎服, 每日1剂, 早晚分服; 4周为1个疗程 | D | 弱推荐 |

表 21 乳腺癌随访期癌因性疲乏的中医管理（中医适宜技术）

| 处方 | 治则 | 临床表现 | 穴位组成 | 用法 | 证据级别 | 推荐意见 |
|------|------|----------|----------|------|----------|----------|
| 雷火灸 | 补中健脾、益气养血 | 神疲乏力，自汗盗汗，头晕目眩，心悸，失眠，胸闷气短，舌淡，苔薄 | 膀胱经（双侧），督脉、任脉各穴位 | 雷火灸艾条 2 根点燃，对准两侧俞穴从上向下灸，距离皮肤 3～5cm，灸至皮肤感觉微微灼痛，双侧脾俞至气海前穴段出现明显的红晕。每天 1 次，2 周为 1 个疗程 | C | 弱推荐 |
| 艾灸 | | | 足三里、三阴交（双侧）；大椎、关元、气海（单侧） | 使用新艾条、艾柱或艾灸盒，点燃艾条或艾柱对准穴位或放置于穴位上，待患者觉局部灼热或灼痛，取下残条艾柱更换新艾柱再灸 每次 20～30min，每天 1 次，2 周为 1 个疗程 | C | 弱推荐 |

患者，试验组干预方式为八珍汤加减联合西医常规治疗，对照组干预方式为基础药物及综合护理等西医常规治疗。主要结局指标为疲乏各项评分（行为、感觉、认知、情感评分）。试验组较对照组能够改善患者行为评分 [MD=-1.17，95%CI（-1.33，-1.01），$I^2$=0%，$P$<0.000 01]（$n$=250）、感觉评分 [MD=-1.01，95%CI（-1.17，-0.86），$I^2$=0%，$P$<0.000 01]（$n$=250）、认知评分 [MD=-1.17，95%CI（-1.31，-1.03），$I^2$=0%，$P$<0.000 01]（$n$=250）及情感评分 [MD=-1.58，95%CI（-1.86，-1.29），$I^2$=74%，$P$<0.000 01]（$n$=250）。

共有符合纳排标准的 2 项 RCT[119, 120] 观察了四君子汤加减联合西医常规治疗癌因性疲乏患者，涉及 154 例患者，试验组干预方式为四君子汤加减联合西医常规治疗，对照组干预方式为规范化疗及心理辅导等西医常规治疗。主要结局指标为总体疲乏评分结果显示试验组较对照组能够改善患者总体疲乏评分 [MD=-12.50，95%CI（-18.60，-6.40），$I^2$=95%，$P$<0.0001]（$n$=154），同时也能改善患者疲乏各项评分，如躯体评分 [MD=-6.17，95%CI（-8.42，-3.92）$I^2$=85%，$P$<0.000 01]（$n$=154）、情感评分 [MD=-3.97，95%CI（-7.81，-0.13），$I^2$=93%，$P$=0.04]（$n$=154）及认知评分 [MD=-2.13，95%CI（-2.87，-1.76），$I^2$=0%，$P$<0.000 01]（$n$=154）。

# 临床问题

**乳腺癌患者伴随癌因性疲乏，合并与不合并中医适宜技术干预，哪种更有优势?**

推荐意见：乳腺癌癌因性疲乏，可考虑使用雷火灸膀胱经、督脉、任脉各穴位，艾灸足三里、大椎、关元、气海和三阴交（C类证据，弱推荐）。

证据描述：共有符合临床问题纳排标准的 2 项 RCT[121, 122] 观察了雷火灸法治疗乳腺癌随访期癌因性疲乏患者，共涉及 120 例患者，对照组干预方式为基础药物治疗或常规护理或心理疏导，试验组干预方式为在常规治疗基础上使用雷火灸膀胱经、督脉、任脉各穴位。主要结局指标为患者疲劳程度和有效率。结果发现试验组较对照组能够改善乳腺癌气虚质患者的气虚质症候积分［MD=-3.71，95%CI（-6.89，-0.52），$I^2$=84%，$P<0.05$］（$n$=120）和有效率［RR=2.98，95%CI（1.15，7.75），$I^2$=77%，$P<0.05$］（$n$=120）。

共有符合临床问题纳排标准的 2 项 RCT[123, 124] 观察艾灸缓解乳腺癌患者癌性疲乏症状的疗效，主要结局指标为患者疲乏评分。对照组干预方式为基础药物治疗或常规护理或心理疏导，试验组为艾灸足三里、大椎、关元、气海和三阴交联合常规治疗。结果显示试验组较对照组能够改善患者简易疲乏量表评分［MD=-1.02，95%CI（-1.46，-0.58），$I^2$=82%，$P<0.05$］（$n$=130）。提示艾灸、雷火灸能够改善乳腺癌患者疲劳，同时具有较高的安全性。

#### 4. 骨丢失和骨质疏松的中医管理

自然绝经的女性骨密度每年下降 1.9%，易出现骨量减少和骨质疏松及骨折；绝经前乳腺癌患者如接受卵巢去势，骨丢失和骨质疏松及骨折的风险亦明显增加。此外，当乳腺癌患者接受 AI 或化疗等治疗时，骨量丢失加速，导致骨折的风险进一步增加。所有接受 AI、卵巢去势、化疗治疗或绝经后的乳腺癌患者都应监测骨密度。所有患者均应进行生活方式干预，包括户外活动增加日光照射、进食含钙丰富的食物、戒烟戒酒，特别要注意防止跌倒和身体猛烈撞击。对于低骨量、骨质疏松或存在危险因素的患者，还应及时给予适当的药物管理，并加强骨密度监测频率。常用药物包括钙剂、维生素 D、地舒单抗、双膦酸盐等。中医参考"骨痹""骨痿"等病的治疗，多认为是肾气渐衰、肾精不充、冲任亏虚所致，多采用补益肝肾治其本，通络止痛治其标，中医管理见表 22。

## 临床问题

**乳腺癌内分泌治疗伴随骨相关症状，合并与不合并中医（中药、中医适宜技术）干预，哪种更有优势?**

推荐意见：乳腺癌内分泌治疗伴随骨相关症状可以口服金天格胶囊（C 类证据，强推荐）；或者考虑应用针灸（外关、足临泣、阳陵泉、合谷、解溪、太溪）+ 耳穴（神门、肾、肝、交感）或可考虑步行或有氧运动（C 类证据，弱推荐）。

证据描述：共有 3 项符合临床问题纳排标准的评估金天格胶囊对骨相关症状的疗效 RCT[125-127]，涉及 201 例患者，对照组采用内分泌药物 ± 钙剂，试验组在对照组基础上加用金天格胶囊，主要结局指标为骨密度，进行 Meta 分析结果显示试验组较对照组显著改善乳腺癌患者的骨密度[ MD=0.07，

表 22　乳腺癌随访期相关症状的中医管理（中成药、中医适宜技术）

| 干预措施 | 常用药物及穴位 | 用法用量及疗程 | 证据级别 | 推荐意见 |
|---|---|---|---|---|
| 中成药 | 金天格胶囊（组成人工虎骨粉） | 口服，每次 1.2g，每日 3 次 | C | 强推荐 |
| 针灸（双侧） | 主穴：全身穴位（外关、足临泣、阳陵泉、合谷、解溪、太溪）+耳穴（神门、肾、肝、交感）。配穴：肩部（肩髃、肩髎、臑俞、臑前、肩贞）、手腕（阳谷、阳溪、阳池）、手指（三间、后溪、八邪）、腰椎（腰阳关、阳溪、筋缩）、臀部（环跳、悬钟、殷门）、膝关节（阴陵泉、血海、梁丘、犊鼻、内膝眼）、肩胛骨（肩胛冈、尺泽、合谷、外关、天井）、腿（承山、飞扬）、脚（公孙、束骨、八风） | ①穴位 75% 酒精常规消毒；②全身针选取 25mm 或 40mm 和 34 号，耳针选取 15mm 和 38 号，先针刺耳穴穴位之后针刺全身穴位（主穴联合配穴，根据疼痛部位选择），常规针刺，得气为宜，其间平补平泻；每周 2 次，留针 20～25min，共 6 周 | C | 弱推荐 |
| 步行或有氧运动 | 安全、舒适和可持续的速度自行或与他人一起步行 | 每周 150min，共 6 周 | C | 弱推荐 |
|  | 第一至第三阶段共 6 周，每周逐步完成 30min、60min、90min 训练。第四阶段 6 周完成 120 分钟/周训练 | 教练指导下学会北欧式步行技术和手杖使用，共 12 周 |  |  |
|  | 跑步、快走等有氧运动 | 强度以最大心率的 50% 开始运动，逐渐增加到最大心率的 80%（心脏监测器监测），每日 30min，共 9～12 个月 |  |  |

95%CI（0.05，0.08），$I^2$=41%，$P$<0.0001］（$n$=131）。

　　一项 Meta 分析[128]中 4 项 RCT，评估针灸联合耳穴治疗乳腺癌内分泌治疗后出现骨相关症状的疗效，涉及 251 例患者，对照组采用假针灸手法治疗，试验组采用真针灸手法针刺治疗，主要结局指标为骨关节疼痛量表评分，试验组较对照组改善乳腺癌患者的骨关节疼痛［SMD=-0.81，95%CI（-1.51～-0.11），$I^2$=83.5%，$P$=0.000］（$n$=251），研究中常用的穴位有外关、足临泣、阳陵泉、合谷、解溪、太溪等全身穴位和神门、肾、肝、交感等耳穴。其中 3 项 RCT 观察了步行或有氧运动等锻炼改善乳腺癌内分泌治疗后出现的骨相关症状，涉及 245 例患者，对照组未采取任何治疗，保持常规的日常活动，试验组采用步行或有氧运动等锻炼，主要结局指标为骨关节疼痛量表评分，基于 3 项 RCT 进行 Meta 分析，结果显示试验组较对照组改善乳腺癌患者的骨关节疼痛［SMD=-0.30，95%CI（-0.76，0.16），$I^2$=72.3%，$P$=0.006］（$n$=245）。

### 5. 手足皮肤不良反应的中医管理

　　乳腺癌常用化疗药如阿霉素、卡培他滨等引起的手足综合征（HFS）与多靶点酪氨酸激酶抑制剂如安罗替尼、仑伐替尼及小分子酪氨酸激酶抑制剂如阿帕替尼引起的手足皮肤反应（HFSR）统称为手足皮肤不良反应，主要表现为局部皮肤角化过度、手足部敏感、麻刺感、烧灼感、红斑肿胀、皮肤变硬、起茧、起疱、发干、皲裂、脱屑等症状，多为双侧性。易出现在治疗后 2～4 周，与药物对血管的损伤、手足部汗腺较多、外部机械压力等有关。西医缺乏有效药物治疗，严重者可导致抗肿瘤药物剂量下调或更换方案。

属于中医"浸淫疮""指疔""鹅掌风"范畴。中医治疗以活血、消肿、止痛为法，常以局部熏蒸外洗，直达病所。具体方法见表23。

## 临床问题

**乳腺癌化疗或靶向治疗导致的手足皮肤不良反应，合并与不合并中医干预，哪种更具有优势？**

推荐意见：乳腺癌化疗或靶向治疗导致的手足皮肤不良反应，可以用黄芪桂枝五物汤加减外洗；以皲裂为主加黄精、白芨；以渗出液增多为主可以加黄柏、黄连；疼痛甚加五灵脂、蜂房、老鹳草（C类证据，强推荐）；或可考虑应用康复新液外敷，或可考虑应用灸法（合谷、三阴交、太冲、督脉，C类证据，弱推荐）。

证据描述：共有符合临床问题纳排标准的9项RCT[129-137]评估了黄芪桂枝五物汤加减外洗治疗抗肿瘤药物所致手足皮肤不良反应的疗效，共涉及692例患者，试验组用黄芪桂枝五物汤加减泡洗或联合西医常规治疗及护理，对照组采用西医常规治疗及护理，主要结局指标为治疗总有效率。经Meta分析，结果显示在常规护理基础上应用黄芪桂枝五物汤加减泡洗治疗抗肿瘤药物所致手足皮肤不良反应在治疗总有效率方面具有明显优势［RR=1.72，95%CI（1.53，1.94），$I^2$=82%，$P<0.000\ 01$］（$n$=692）。经归纳分析，提示应用较多的中药是红花10g、当归20g、桂枝10g、黄芪20g、赤芍15g、紫草30g、川乌10g、草乌10g、制附子10g、鸡血藤30g。

共有符合临床问题纳排标准的2项RCT[138, 139]分别报

表23 乳腺癌手足皮肤不良反应的中医管理（中药、中成药及中医适宜技术）

| 处方 | 治则 | 主要临床表现 | 用药/穴位组成 | 随证加减 | 用法用量及疗程 | 证据等级 | 推荐意见 |
|---|---|---|---|---|---|---|---|
| 黄芪桂枝五物汤加减 | 活血化瘀 | 手足麻木，感觉迟钝，感觉异常，麻刺感，皮肤肿胀或疼痛感，皮肤肿胀红斑、脱屑、皲裂、硬结样水泡或严重的疼痛 | 红花10g，当归20g，桂枝10g，黄芪20g，赤芍15g，紫草30g，川乌10g，草乌10g，鸡血藤30g，制附子10g | 以皲裂为主的黄精30g，白及60g；以渗出液增多为主加黄柏30g，黄连30g；疼痛甚加五灵脂30g，蜂房10g，老鹳草30g | 每日1剂，煎取1000ml，佐温（35~40℃）浸洗患处，每次30分钟，每日2次；1~3周为1个疗程 | C | 强推荐 |
| 康复新液 | — | 手足麻木，感觉迟钝，感觉异常，麻刺感，皮肤肿胀或疼痛感，皮肤肿胀红斑、脱屑、皲裂、硬结样水泡或严重的疼痛 | 美洲大蠊 | — | 将无菌纱布用康复新液浸透后直接敷于患处，依据病处病频度换药，每日1~4次，直至痊愈 | C | 弱推荐 |
| 灸法（除督脉外均为双侧） | — | 以手足皮肤粗糙，皲裂，干燥脱屑为特征，伴或不伴有色素沉着及疼痛麻木 | 合谷、三阴交、大冲、督脉 | — | 每穴10分钟。隔日施灸1次；3周为1个疗程 | C | 弱推荐 |

道了康复新液治疗抗肿瘤药物所致手足皮肤不良反应和手足皲裂的疗效，共涉及 113 例患者，试验组采用康复新液联合西医常规治疗或护理，对照组采用西医常规治疗或护理，主要结局指标为治疗总有效率。经 Meta 分析结果显示在常规护理基础上应用康复新液治疗手足皮肤不良反应在治疗总有效率方面具有明显优势［RR=1.48，95%CI（1.18，1.85），$I^2$=0%，$P$=0.0007］（$n$=113）。

共有符合临床问题纳排标准的 2 项 RCT[140, 141] 分别报道了灸法、灸法联合中药外洗治疗抗肿瘤药物所致手足皮肤不良反应的疗效，共涉及 116 例患者，试验组采用了灸法（或联合中药外洗）联合西医常规治理，对照组采用西医常规治疗，主要结局指标为治疗总有效率。经 Meta 分析，结果显示在常规护理基础上应用灸法治疗手足皮肤不良反应总有效率方面具有明显优势［RR=1.52，95%CI（1.17，1.97），$I^2$=82%，$P$=0.002］（$n$=116）。经归纳分析，常用的穴位有合谷（双侧）、三阴交（双侧）、太冲（双侧）、督脉。

## 七、结语

《乳腺癌中西医结合诊疗指南》是基于现代循证医学原则并结合中医临床特点、针对中国乳腺癌人群的第一部中西医结合诊疗指南，但是这部指南并未能涵盖所有可能的临床情况，也不能取代个性化治疗，未尽事宜，需请同道斧正，为实现逐步提高中西医结合治疗乳腺癌的水平，推动中医药治疗乳腺癌规范化、国际化共同努力。

# 附录 A  编制方法

## 一、指南工作流程图

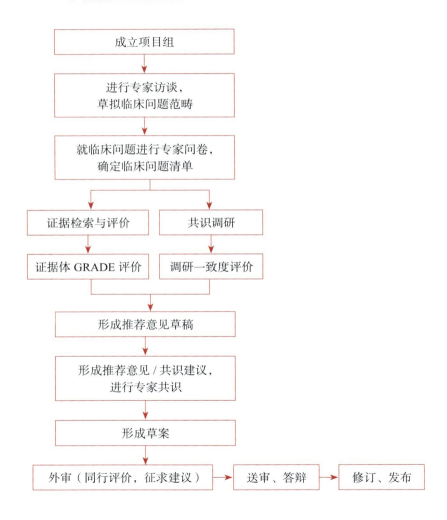

## 二、临床问题的构建

### （一）专家访谈

课题组对中国中医科学院广安门医院擅长诊治乳腺癌具有高级职称的 3 位专家进行访谈。访谈时间 10～20min，平均约 10min。由 2 名访谈员进行，询问并记录专家基本信息，包括姓名、性别、年龄、专业背景等，之后依照拟定的访谈提纲依次向专家咨询。访谈时明确每个问题的核心内容，灵活掌握访谈的提问顺序。访谈内容为本指南制定的相关内容。

### （二）临床调研

充分了解一线临床医生的实际诊疗情况和诉求，并在此基础上形成的临床问题，可为本指南的制定提供方向性指导，使本指南更具有临床价值。因此，在《乳腺癌中西医结合诊疗指南》制定中，项目组在全国范围开展临床调研，基于国内临床医生面临的实际情况，开展临床调研。调研问卷紧密围绕本指南的主题乳腺癌的中西医结合诊疗，中西医并重，了解中医和西医的治疗情况，在此基础上重点关注临床医生在治疗乳腺癌时遇到的实际问题，如希望中西医结合的时机、患者对中医药的接受程度、临床用药依据、选择干预措施时考虑的因素、临床诊疗中存在的问题、对诊疗指南或共识的建议等。

### （三）形成问题清单

工作组通过文献检索和专家访谈征集了初始临床问题，再通过 Delphi 法征求专家意见，对每个临床问题勾选"重要""一般""不重要"投票，临床问题"重要"比例≥60%，我们认为达成共识，形成最终的问题清单。

## 三、证据的检索

文献检索数据库为中国知网（CNKI）、中国生物医学文献数据库（CBM）、万方数据库（Wan fang）、维普数据库（VIP）、Pubmed、Embase、The Cochrane Library；检索时间为自建库至2022年12月，纳入文献均为核心期刊文献，文献类别为中医药干预乳腺癌患者的 Meta 分析、随机对照试验等，检索策略参照中华中医药学会《中医药整体证据研究的标准化操作规程》（2020年3月版）。文献语种为中文和英文。采取主题词和自由词相结合的方式检索，证据检索以皮下积液为例，中文以 CNKI、英文以 Pubmed 为代表，具体检索式如下。

### （一）中文数据库检索式

知网：（TKA = '乳腺肿瘤' OR TKA = '乳腺癌' OR TKA = '乳岩' OR TKA = '乳癌'）AND（TKA= '皮下积液' OR TKA= '皮瓣下积液' OR TKA= '血清肿' OR TKA= '积液'）AND（TKA= '中医' OR TKA= '中西医' OR TKA= '中医疗法' OR TKA= '辨病论治' OR TKA= '辨证' OR TKA= '辨证论治' OR TKA= '辨证施治' OR TKA= '汉方' OR TKA= '祖国医学' OR TKA= '传统医学' OR TKA= '传统治疗' OR TKA= '替代治疗' OR TKA= '中国传统医学' OR TKA= '民族医学' OR TKA= '草药' OR TKA= '中草药' OR TKA= '中药' OR TKA= '中药疗法' OR TKA= '中成药 'TKA= '中西药' OR TKA= '传统医药' OR TKA= '植物药' OR TKA= '中药治法' OR TKA= '熏洗' OR TKA= '药浴' OR TKA= '沐足' OR TKA= '足浴' OR TKA= '灌肠' OR TKA= '熨法' OR TKA= '药熨' OR TKA= '热熨' OR TKA= '热敷' OR TKA= '敷脐' OR TKA= '药枕' OR TKA= '药烘' OR TKA= '针刺' OR TKA= '灸' OR TKA= '针法' OR TKA= '刺法'

OR TKA＝'体针'OR TKA＝'腹针'OR TKA＝'温针'OR TKA＝'火针'OR TKA＝'电针'OR TKA＝'电磁针'OR TKA＝'梅花针'OR TKA＝'水针'OR TKA＝'穴位注射'OR TKA＝'经络注射'OR TKA＝'穴位按压'OR TKA＝'穴位按摩'OR TKA＝'指压穴位'OR TKA＝'耳压'OR TKA＝'耳针'OR TKA＝'耳穴'OR TKA＝'耳豆'OR TKA＝'埋藏疗法'OR TKA＝'埋线'OR TKA＝'外治'OR TKA＝'推拿'OR TKA＝'按摩'OR TKA＝'拔罐'OR TKA＝'药罐'OR TKA＝'推灌'OR TKA＝'闪罐'OR TKA＝'电罐'OR TKA＝'火罐'OR TKA＝'砭石'OR TKA＝'砭术'OR TKA＝'砭法'OR TKA＝'刮痧'OR TKA＝'刮搓'OR TKA＝'挑治'OR TKA＝'割治'OR TKA＝'发泡'OR TKA＝'导引'OR TKA＝'吐纳'OR TKA＝'气功'OR TKA＝'太极'OR TKA＝'八段锦'OR TKA＝'刺络'OR TKA＝'刺血'OR TKA＝'放血'OR TKA＝'三棱针'）AND（TKA＝'系统综述'OR TKA＝'meta'OR TKA＝'荟萃分析'OR TKA＝'系统分析'OR TKA＝'临床观察'OR TKA＝'临床评估'OR TKA＝'临床试验'OR TKA＝'临床效果'OR TKA＝'临床研究'OR TKA＝'疗效'OR TKA＝'评价研究'OR TKA＝'前瞻性'OR TKA＝'随访'OR TKA＝'对比研究'OR TKA＝'多中心'OR TKA＝'随机'OR TKA＝'对照'OR TKA＝'病例报告'OR TKA＝'病例研究'OR TKA＝'病例分析'OR TKA＝'病例报道'）

### （二）英文数据库检索式

Pubmed((((((breast cancer[Title])OR(breast carcinoma[Title]))OR(breast tumor[Title]))OR(breast neoplasm[Title]))OR(breast tumour[Title]))AND((((subcutaneous effusion*[Title])OR(effusion*[Title]))))AND("Traditional Chinese Medicine"

OR "Chinese Traditional Medicine" OR "Chinese Herbal Drugs" OR "Chinese Drugs, Plant" OR "Medicine, Traditional" OR "Ethnopharmacology" OR "Ethnomedicine" OR "Ethnobotany" OR "Medicine, Kampo" OR "Kanpo" OR "TCM" OR "OR Medicine, Ayurvedic" OR "Phytotherapy" OR "Herbology" OR "Plants, Medicinal" OR "Plant Preparation" OR "Plant Extract" OR "Plants, Medicine" OR "Materia Medica" OR "Single Prescription" OR "Herbs" OR "Chinese Medicine Herb" OR "Herbal Medicine" OR "Acupuncture" OR "Meridians" OR "Electroacupuncture" OR "Moxibustion" OR "Auriculotherapy" OR "plum blossom" OR "acupressure" OR "moxa" OR "laser acupuncture" OR "seven star needle" OR "electro-acupuncture" OR "TENS" OR "transcutaneous nerve stimulation" OR "transcutaneous electric nerve stimulation" OR "transcutaneous electrical nerve stimulation" OR "electro-stimulation" OR "electro stimulation" OR "pharmacopuncture" OR "point injection" OR "catgut embedding" OR "Tai Ji" OR "Tai chi" OR "Breathing exercises" OR "Qi gong" OR "Qigong" OR "Chi Kung" OR "Tuina" OR "anmo Tuina" OR "Chinese massage" OR "cupping" OR "guasha" OR "blood letting" OR "bloodletting" OR "diet therapy" OR "therapies, diet" OR "phlebotomy"))AND("randomized controlled trial"[pt] OR "controlled clinical trial"[pt] OR "randomized"[tiab] OR "placebo"[tiab] OR "drug therapy"[sh] OR "randomly"[tiab] OR "trial"[tiab] OR "groups"[tiab])

## 四、证据的筛选、提取及综合

纳入标准：研究类型为随机对照试验（RCT）、Meta 分析；研究对象为病理明确诊断为乳腺癌。试验组干预措施：单个中药方剂或者中医适宜技术或者中成药联合西医常规治疗；对照组干预措施：①单纯西医常规治疗；②安慰剂＋西医常规化疗治疗。

排除标准：①无法下载全文的文献；②同一研究多次发表，排除信息较少的文献；③无法提取相关数据的文献。筛选过程由两名研究人员独立进行，意见不一致时研究团队进行讨论或请教第三方达成一致。

将检索到的文献导入 Endnote 软件进行文献管理并去重。由两位研究者背对背检索并阅读题目和摘要进行初筛，对初筛后的文献阅读全文决定是否纳入。达成一致意见则纳入该研究，未达成一致意见则请指南起草负责人进行决定。提取纳入文献的作者、年份、发表期刊、干预人群、干预方式、结局指标等关键数据，以 Excel 表的形式汇总。

证据综合：若有高质量、与 PICO 问题贴合、最新的系统评价，直接使用其结果；否则对纳入的随机对照试验进行证据综合。

## 五、证据等级及推荐强度

采用 GRADE 方法对证据体进行汇总和质量评价，将证据体分为高（A）、中（B）、低（C）、极低（D）四个等级。基于专家意见，采用德尔菲法达成共识，形成推荐强度。证据质量和推荐等级的定义见表 A-1 和表 A-2；影响证据质量和推荐强度的因素见表 A-3 和表 A-4。

## 表A-1　GRADE 证据质量的定义

| 证据质量 | 等级具体描述 |
|---|---|
| 高（A） | 我们非常确信真实的效应值接近效应估计值 |
| 中（B） | 对效应估计值我们有中等程度的信心：真实值有可能接近估计值，但仍存在两者大不相同的可能性 |
| 低（C） | 我们对效应估计值的确信程度有限：真实值可能与估计值大不相同 |
| 极低（D） | 我们对效应估计值几乎没有信心：真实值很可能与估计值大不相同 |

## 表A-2　GRADE 推荐强度的定义

| 推荐等级 * | 具体描述 |
|---|---|
| 强推荐 | 明确显示干预措施利大于弊或弊大于利 |
| 弱推荐 | 利弊不确定或无论质量高低的证据均显示利弊相当 |

\*. 参考 GRADE 证据等级标准，并结合专家认可度进行调整。无法进行 GRADE 证据评价、但专家认可度≥75% 的条款综合推荐等级为弱推荐

## 表A-3　影响证据质量的降级因素 *

| 具体因素 | 说　明 |
|---|---|
| 偏倚风险 | 未正确随机分组；未进行分配指南的隐藏；未实施盲法（特别是当结局指标为主观性指标，其评估易受主观影响时）；研究对象失访过多，未进行意向性分析；选择性报告结果（尤其是仅报告观察到的阳性结果）；发现有疗效后研究提前终止 |
| 不一致性 | 如不同研究间存在大相径庭的结果，又没有合理的解释原因，可能意味着其疗效在不同情况下确实存在差异。差异可能源于人群（如药物在重症患者中的疗效可能更显著）、干预措施（如较高药物剂量的效果更显著），或结局指标（如随时间推移疗效减小）的不同。当结果存在不一致性而研究者未能意识到并给出合理解释时，需降低证据质量 |

| 具体因素 | 说　明 |
|---|---|
| 间接性 | 间接性可分两类：一是比较两种干预措施的疗效时，没有单独的研究直接比较两者的随机对照试验，但可能存在每种干预与安慰剂比较的多个随机对照试验，这些试验可用于进行两者之间疗效的间接比较，但提供的证据质量比单独的研究直接比较的随机对照试验要低；二是研究中所报道的人群、干预措施、对照措施、预期结局等与实际应用时存在重要差异 |
| 不精确性 | 当研究纳入的患者和观察事件相对较少而导致可信区间较宽时，需降低其证据质量 |
| 发表偏倚 | 如果很多研究（通常是小的、阴性结果的研究）未能公开，未纳入这些研究时，证据质量亦会减弱。极端的情况是当公开的证据仅局限于少数试验，而这些试验全部是企业赞助的，此时发表偏倚存在的可能性很大 |

*. 以上五个因素中任意一个因素，可根据其存在问题的严重程度，将证据质量降 1 级（严重）或 2 级（非常严重）。证据质量最多可被降级为极低，但注意不应该重复降级

表 A-4　决定推荐强度的四个因素

| 因素 | 说　明 |
|---|---|
| 证据质量 | 证据质量越高，越适合给予强推荐，反之亦然 |
| 利弊平衡 | 利弊间的差异越大，越适合给予强推荐，反之亦然 |
| 偏好与价值观 | 患者的偏好与价值观越趋同，越适合给予强推荐，反之亦然 |
| 成本 | 干预措施的花费越低，消耗的资源越少，越适合给予强推荐，反之亦然 |

## 六、指南的评议

文件经项目组讨论修改形成指南征求意见稿，组织专家审核会，从肿瘤内科、肿瘤外科、放疗科、药学、循证医学、护理学、方法学等领域学者进行广泛征求意见。并在指南确定发表之前，进行了同行专家评审。根据反馈意见修改征求意见稿，在此基础上，形成报批稿，送审批，于 2023 年 2 月公告。

## 七、指南的更新

本指南按照目前国际上发布的指南更新报告规范进行更新[142]。更新周期为 2～5 年，决定是否启动文件更新程序的因素包括指南发布后是否有新的相应的证据出现，证据变化对指南推荐意见的影响，及指南推荐意见的强度是否发生变化。

# 附录 B  BI-RADS 评估分类

## 表 B-1  BI-RADS 评估分类

| BI-RADS* | 恶性概率 | 临床意义 | 对应处理 |
| --- | --- | --- | --- |
| 0 | 不适用 | 评估未完成（需要结合其他影像学检查） | 召回 |
| 1 | 0 | 阴性 | 常规随访 |
| 2 | 0 | 良性 | 常规随访 |
| 3 | 0%～2% | 良性可能性较大 | 3～6 个月随访 + 后续随访 |
| 4 | 2%～95%# | 可疑 | |
| 4A | 2%～10% | 恶性可能性（低） | |
| 4B | 10%～50% | 恶性可能性（中等） | 组织学检查 |
| 4C | 50%～95% | 恶性可能性（高） | |
| 5 | ＞95% | 恶性可能性（极高） | |
| 6 | 不适用 | 组织学证实为恶性 | 其他 |

*. BI-RADS 4A/4B/4C 仅适用乳腺 X 线片与乳腺超声，乳腺 MRI 尚未对 BI-RADS 4 类进行细分

#. "2%～95%" 代表＞2%，≤95%，其他数字区间的表示意义类似

# 附录 C  绝经的判断标准

一般指月经永久性终止，提示卵巢合成雌激素持续性减少。满足以下任一情况可判定为绝经。

1. 双侧卵巢切除（或有效放疗去势）术后。

2. 年龄≥60 岁。

3. 年龄＜60 岁。

(1) 自然停经 12 个月以上，近 1 年未接受化疗、他莫昔芬、托瑞米芬或卵巢去势，雌二醇和 FSH 达绝经后水平。

(2) 正在接受他莫昔芬或托瑞米芬治疗，雌二醇和 FSH 达绝经后水平。

注：正在接受 LHRH 拮抗药 / 激动药的患者月经状况无法判断。化疗前未绝经者即使化疗后停经也不能判断其为绝经后状态，化疗或内分泌或药物去势治疗后停经的患者需反复测定 FSH 和雌二醇水平，确认其为绝经后状态时方能使用芳香化酶抑制剂。

# 附录 D　乳腺癌分子分型的标志物检测和判定

应对所有乳腺浸润性癌病例进行雌激素受体（ER）、孕激素受体（PR）、HER-2 免疫组化染色，HER-2（2+）病例应进一步行原位杂交检测。评估 ER、PR 状态的意义在于确认内分泌治疗获益的患者群体以及预测预后，ER 和（或）PR 阳性患者可采用雌激素受体拮抗剂和芳香化酶抑制剂等内分泌治疗。评估 HER-2 状态的意义在于确认适合 HER-2 靶向治疗的患者群体以及预测预后。ER、PR 检测参考《中国乳腺癌 ER、PR 检测指南》。HER-2 检测参考《中国乳腺癌 HER-2 检测指南》。Ki67 增殖指数在乳腺癌治疗方案选择和预后评估上起着越来越重要的作用，应对所有乳腺浸润性癌病例进行 Ki67 检测，并对癌细胞中阳性染色细胞所占的百分比进行报告。对于 Ki67 计数，目前尚缺乏相关共识。建议在低倍镜下评估整张切片，观察阳性细胞分布是否均匀：若肿瘤细胞中阳性细胞分布较均匀，可随机选取 3 个或以上浸润性癌高倍视野计数，得出一个平均的 Ki67 增殖指数。若肿瘤细胞中阳性细胞分布不均匀，出现明显的 Ki67 增殖指数高表达区域（热点区）。主要有 2 种情况：①在肿瘤组织边缘与正常组织交界处出现热点区，而肿瘤组织内 Ki67 增殖指数相对较低，推荐选取肿瘤边缘区域热点区≥3 个浸润性癌高倍视野进行 Ki67 增殖指数评估；②在肿瘤组织内出现热点区，可对整张切片的 Ki67 增殖指数进行平均评估，选取视野时应包括热点区域在内的≥3 个浸润性癌高倍视野。当 Ki67 增殖指数为 10%～30% 的临界值范围时，建议尽量评估 500 个以上的浸润性癌细胞，以提高结果的准确度。基于免疫组化的分子分型参考表 D-1。

表 D-1　乳腺癌分子分型

| 分子分型 | | 基于 IHC* 的分子分型 | | | |
| --- | --- | --- | --- | --- | --- |
| | | ER | PgR# | HER-2 | Ki67△ |
| Luminal A | | 阳性 | 高表达 | 阴性 | 低表达 |
| Luminal B | HER-2 阴性 | 阳性 | 低表达 | 阴性 | 高表达 |
| | HER-2 阳性 | 阳性 | 任何 | 阳性 | 任何 |
| HER-2 阳性 | | 阴性 | 阴性 | 阳性 | 任何 |
| 三阴性 | | 阴性 | 阴性 | 阴性 | 任何 |

*. ER、PgR 表达及 Ki67 增殖指数的判定值建议采用阳性细胞所占百分比

#. 可考虑将 20% 作为 PgR 表达高低的判定值

△. Ki67 判定值在不同病理实验中心可能不同，可采用 20%～30% 或各个检测实验室的中位值作为判断 Ki67 高低的界值

注：某些不满足 Luminal A 型条件的激素受体阳性肿瘤（如 ER 阴性且 PgR 阳性），可认为是 Luminal B 型

# 附录 E  乳腺癌的分期

乳腺癌的分期采用美国癌症联合委员会（American Joint Committee on Cancer，AJCC）第 8 版和国际抗癌联盟（Union for International Cancer Control，UICC）TNM 分期系统。

## 一、原发肿瘤（T）

$T_x$　原发肿瘤无法评估

$T_0$　无原发肿瘤的证据

$T_{is}$　原位癌（包括导管原位癌和不伴有肿块的乳头 Paget 病）

$T_1$　肿瘤最大直径≤20mm

$T_{1mi}$　肿瘤最大直径≤1mm

$T_{1a}$　肿瘤最大直径＞1mm，但≤5mm

$T_{1b}$　肿瘤最大直径＞5mm，但≤10mm

$T_{1c}$　肿瘤最大直径＞10mm，但≤20mm

$T_2$　肿瘤最大直径＞20mm，但≤50mm

$T_3$　肿瘤最大直径＞50mm

$T_4$　任何大小肿瘤直接侵犯胸壁和（或）皮肤（形成溃疡或肉眼肿块）；仅有肿瘤侵及真皮不诊断 $T_4$

$T_{4a}$　肿瘤侵犯胸壁（不包括胸肌）

$T_{4b}$　皮肤溃疡和（或）卫星结节和（或）水肿（包括橘皮症），但未达到炎性癌标准

$T_{4c}$　$T_{4a}+T_{4b}$

$T_{4d}$　炎性乳腺癌

## 二、区域淋巴结（N）

### （一）临床分期

$cN_x$　区域淋巴结无法评价

$cN_0$　无区域淋巴结转移

$cN_1$　转移至同侧腋窝Ⅰ～Ⅱ站的活动性淋巴结

$cN_2$　转移至同侧腋窝Ⅰ～Ⅱ站的固定或相互融合的淋巴结，或无同侧腋窝转移但临床发现同侧内乳淋巴结转移

$cN_{2a}$　转移至同侧腋窝Ⅰ～Ⅱ站固定或相互融合的淋巴结

$cN_{2b}$　无同侧腋窝转移但临床发现同侧内乳淋巴结转移

$cN_3$　转移至同侧锁骨下（腋窝Ⅲ站）区域伴或不伴腋窝Ⅰ～Ⅱ站淋巴结转移，或临床发现同侧内乳淋巴结转移伴腋窝Ⅰ～Ⅱ站淋巴结转移，或转移至同侧锁骨上区域

$cN_{3a}$　转移至同侧锁骨下（腋窝Ⅲ站）区域伴或不伴腋窝Ⅰ～Ⅱ站淋巴结转移

$cN_{3b}$　转移至同侧内乳及腋窝Ⅰ～Ⅱ站淋巴结

$cN_{3c}$　转移至同侧锁骨上区域

### （二）病理分期 *

$pN_x$　区域淋巴结无法评价

$pN_0$　无组织学区域淋巴结转移

$pN_0$（i+）　组织学检查（包括免疫组化检查）区域淋巴结转移簇直径≤0.2mm

$pN_0$（mol+）　分子水平（RT-PCR）检查有区域淋巴结转移，但组织学检查无区域淋巴结转移

---

* 为 pN 分期基于腋窝淋巴结清扫或前哨淋巴结活检。如仅行前哨淋巴结活检，而未行随后的腋窝清扫术，则将前哨淋巴结示为（sn），如 $pN_0$（i+）（sn）。

$pN_1$　微小转移或腋窝淋巴结1～3枚转移，和/或前哨淋巴结活检确认临床未发现的内乳淋巴结转移

$pN_{1mi}$　微小转移［范围>0.2mm和（或）>200个细胞，但≤2mm］

$pN_{1a}$　腋窝淋巴结1～3枚转移，至少1个转移灶>2mm

$pN_{1b}$　前哨淋巴结活检确认临床未发现的内乳淋巴结微转移或宏转移

$pN_{1c}$　腋窝淋巴结1～3枚转移及前哨淋巴结活检确认临床未发现的内乳淋巴结微转移或宏转移

$pN_2$　腋窝淋巴结4～9枚转移，或临床可见的同侧内乳淋巴结转移但无腋窝转移

$pN_{2a}$　腋窝淋巴结4～9枚转移，至少1个转移灶>2mm

$pN_{2b}$　临床可见的同侧内乳淋巴结转移，但无腋窝转移

$pN_3$　腋窝淋巴结≥10枚转移，或同侧锁骨下（腋窝Ⅲ站）淋巴结转移，或临床可见的同侧内乳淋巴结转移伴腋窝Ⅰ～Ⅱ站淋巴结≥1枚转移，或腋窝Ⅰ～Ⅱ站淋巴结>3枚转移伴前哨淋巴结活检确认临床未发现的内乳淋巴结微转移或宏转移，或同侧锁骨上淋巴结转移

$pN_{3a}$　腋窝淋巴结≥10枚转移（至少1个转移灶>2mm），或同侧锁骨下（腋窝Ⅲ站）淋巴结转移

$pN_{3b}$　临床可见的同侧内乳淋巴结转移伴腋窝Ⅰ～Ⅱ站淋巴结≥1枚转移，或腋窝Ⅰ～Ⅱ站淋巴结>3枚转移伴前哨淋巴结活检确认临床未发现的内乳淋巴结微转移或宏转移

$pN_{3c}$　同侧锁骨上淋巴结转移

**（三）远处转移**

$M_0$　无远处转移的临床和影像学证据

$cM_0$（i+） 无远处转移的临床和影像学证据，但分子生物学或组织学检查发现外周血、骨髓或非区域性淋巴结中肿瘤细胞，病灶≤0.2mm，且患者无转移症状及表现

$M_1$ 临床及影像学手段发现远处转移和（或）组织学确诊病灶＞0.2mm。

表 E-1 乳腺癌 TNM 分期

| 分 期 | | | |
|---|---|---|---|
| 0 期 | $T_{is}$ | $N_0$ | $M_0$ |
| Ⅰ A 期 | $T_1^*$ | $N_0$ | $M_0$ |
| Ⅰ B 期 | $T_{0\sim1}$ | $N_{1mi}$ | $M_0$ |
| Ⅱ A 期 | $T_{0\sim1}$ | $N_1$ | $M_0$ |
| | $T_2$ | $N_0$ | $M_0$ |
| Ⅱ B 期 | $T_2$ | $N_1$ | $M_0$ |
| | $T_3$ | $N_0$ | $M_0$ |
| Ⅲ A 期 | $T_{0\sim2}$ | $N_2$ | $M_0$ |
| | $T_3$ | $N_{1\sim2}$ | $M_0$ |
| Ⅲ B 期 | $T_4$ | $N_{0\sim2}$ | $M_0$ |
| Ⅲ C 期 | 任何 T | $N_3$ | $M_0$ |
| Ⅳ期 | 任何 T | 任何 N** | $M_1$ |

*.为 $T_1$ 中包括 $T_{1mi}$；**.为不包括 $N_{1mi}$，$M_0$ 中包括 $M_0$（i+）

# 附录 F 疗效评价

## 一、西医疗效标准

传统的细胞毒化疗药物是通过肿瘤缩小量来评价其抗肿瘤作用，世界卫生组织（World Health Organization，WHO）确定了实体瘤双径测量的疗效评价标准（1981）。随着临床实践的发展，采用简易精确的单径测量代替传统的双径测量方法，实体瘤临床疗效评价标准（response evaluation criteria in solid tumor，RECIST）首次于 1999 年美国临床肿瘤学会会议上介绍，并于同年发表在 Journal of the National Cancer Institute 杂志上，2009 年其修订评价标准为 RECIST 1.1，以瘤体大小变化来评估疗效，根据病灶缩减的百分比将临床疗效分为完全缓解（complete response，CR）、部分缓解（partial response，PR）、疾病稳定（stable disease，SD）和疾病进展（progressive disease，PD）。RECIST 仍是实体瘤传统疗效评估的金标准（表 F-1）。

表 F-1　RECIST1.1 标准：靶病灶与非靶病灶的疗效评估标准

| 靶病灶 | 评估标准 |
|---|---|
| CR | 所有靶病灶消失<br>全部病理性淋巴结（包括靶和非靶）短直径需减少至<10mm |
| PR | 靶病灶总径与基线相比缩小≥30% |
| PD | 以靶病灶直径之和的最小值为参照，直径和增加≥20%；此外，需满足直径和的绝对值增加至少 5mm<br>出现一个或多个新病灶 |
| SD | 介于 PR 及 PD 之间 |

| 非靶病灶 | 评估标准 |
| --- | --- |
| CR | 所有非靶病灶消失，且肿瘤标记物恢复正常水平<br>所有淋巴结无病理性意义（短径＜10mm） |
| Non-CR /Non-PD | 存在一个或多个非靶病灶和 / 或持续存在肿瘤标记物<br>水平高于正常水平 |
| PD[a] | 已存在的非靶病灶出现明确进展<br>出现一个或多个新病灶 |

a. 存在靶病灶时，需满足非靶病灶整体的恶化程度达到需终止治疗的程度；当
靶病灶为 SD/PR 时，一个或多个非靶病灶的一般性增大不足以评估为疾病进展
Non-CR. 非完全缓解；Non-PD. 非疾病进展

## 二、中医疗效标准

### （一）治疗作用评价

评价中医药对乳腺癌的治疗作用，以生存期延长和 / 或生命质量（quality of life，QOL）的改善作为主要疗效指标，同时瘤灶缩小或持续稳定等为前提条件，以获得中药使用价值和潜在获益。

对生存期的评价常选用以下指标。

① 无病生存期（disease free survival，DFS）从随机化开始至肿瘤复发或（因任何原因）死亡之间的时间。DFS 指无肿瘤状态到疾病进展，多用于评估手术后辅助治疗患者的进展时间，常用于乳腺癌辅助性激素治疗、乳腺癌辅助化疗，并统计 1 年、3 年、5 年、10 年无病生存率。

② 无进展生存（progress free survive，PFS）从随机化开始至肿瘤发生（任何方面）进展或（因任何原因）死亡之间的时间。PFS 指带瘤状态到疾病进展，多用于评估晚期患者治疗的进展时

间。PFS改善包括未恶化和未死亡，用以判断药物治疗肿瘤疗效，取决于新治疗与现治疗疗效/风险。

③总生存时间（overall survival，OS）从随机化开始至因任何原因死亡之间的时间。OS被认为是最佳疗效终点，当生存期能充分评估时，它是首选终点。统计1年、3年、5年、10年总生存率。

对生命质量的评价推荐采用公认具有普适性或特异性的生存质量或生活能力、适应能力等量表进行疗效评价。

常用的普适性量表有健康调查量表36（36-Item Short Form Health Survey，SF-36）、疾病影响程度测定量表（Sickness Impact Profile，SIP）、癌症患者生活功能指标量表（Functional Living Index Cancer，FLIC）、癌症治疗功能评价量表共性模块（Function Assessment of Cancer Therapy-general Module，FACT-G）、欧洲癌症研究与治疗组织（European Organization for Research and Treatment of Cancer，EORTC）生命质量量表（Quality of Life Questionnaire-core 30，QLQ-C30）、Karnofsky功能状态（Karnofsky Performance Status，KPS）评分、美国东部肿瘤协作组体能状况评分（Performance Status，PS）等。

常用的乳腺癌专用量表有EORTC QLQ-BR23、乳腺癌生命质量测定量表（Functional Assessment of Cancer Therapy-Breast，FACT-B）、国际乳腺癌协作组问卷调查（International Breast Cancer Study Group Questionnaire Investigation，IBCSG-QI）、乳腺癌化疗问卷（Breast Cancer and Chemotherapy Questionnaire，BCCQ）、Watts性功能调查表（Watts Sexual Function Questionnaire，WSFQ）、社会支持评定问卷（Social Support Questionnaire，SSQ）、抑郁自评量表（Self-Rating Depression Scale，SDS）等。

## （二）辅助作用评价

评价中医药对乳腺癌的辅助治疗作用，在不影响原有常规治疗方法（如手术、放疗、化疗等）疗效的前提下，发挥预防和／或减轻肿瘤治疗所致的不良反应的作用。在参照美国国立卫生研究院（National Institutes of Health，NIH）常见不良反应事件评价标准（common terminology criteria adverse event，CTCAE）的基础上，依据国家药品监督管理局发布的《中药新药临床研究一般原则》《中药新药治疗恶性肿瘤临床研究技术指导原则》，对证候、复合症状群采用半定量等级计分评价方法。证候由症状群组成（分为主症和次症），根据症状程度按轻、中、重度分别赋予分值1、2、3分，症状正常或消失计0分，舌象、脉象与辨证标准相符合计1分，不符合计0分，累加各症状、舌象、脉象分值后获得总积分。根据消失率／复常率，以治疗前后临床症状、体征、舌脉改善程度总积分进行证候疗效评价，具体疗效判定标准：①临床痊愈，以中医临床症状、体征消失或基本消失，证候积分减少≥95%；②显效，以中医临床症状、体征明显改善，证候积分减少≥70%；③有效，以中医临床症状、体征均有好转，证候积分减少≥30%；④无效，以中医临床症状、体征无明显改善，甚或加重，证候积分减少不足30%。计算公式采用尼莫地平法，疗效指数（证候积分率）＝（治疗前积分－治疗后积分）／治疗前总积分 ×100%。

## （三）症状改善作用评价

改善肿瘤症状的疗效评价应采用公认的量表和评价标准，并注意体现中医辨证论治的原则。根据评价目的选择乳腺癌相关临床症状，应分清主症与次症，选择合适的主症进行疗效评价。对主症按正常、轻、中、重度分别记为 0、1、2、3 分，在治疗前后分别评分，根据消失率/复常率，以分值变化计算症状改善有效率。具体疗效判定标准：①显效，凡治疗后临床症状积分比治疗前降低 2/3 以上（≥2/3）；②有效，凡治疗后临床症状积分比治疗前降低 1/3 及以上，但不足 2/3；③无效，凡治疗后临床症状积分比治疗前降低不足 1/3（＜1/3），甚至增加。采用尼莫地平三分法，有效率＝（显效＋有效）/总例数。

# 附录 G 生命质量量表

采用生命质量量表（Functional Assessment of Cancer Therapy Ovary cancer-specific，FACT-B）对乳腺癌患者的生活质量进行评价。FACT 是 Cell 等研制的癌症治疗功能评价系统，由测量癌症病人生命质量共性部分的一般量表（共性模块 FACI-G）和特定癌种的特异量表（特异模块）构成。FACT-G 由 27 个条目构成，分为 4 个部分，即生理状况（physical well-being）、情感状况（emotional well-being）和社会 / 家庭状况（social/family well-being）功能状况（functional well-being）。FACT-B 是由 FACT-G 和乳腺癌的特异模块组成，每个条目均采用等级式条目设置（0～4）。得分越高表示生命质量越差。

表 G-1　生命质量量表（FACT-B Scale）

表内是一些与您疾病有关的重要问题，请在每一个问题后圈出一个数字，以表明在过去的七天中最适合您的情况。

**生理状况**

| | 一点也不 | 有点 | 有些 | 相当 | 非常 |
|---|---|---|---|---|---|
| GP1　我精力不济 | 0 | 1 | 2 | 3 | 4 |
| GP2　我感到恶心 | 0 | 1 | 2 | 3 | 4 |
| GP3　因为我身体不好，我满足不了家庭的需要 | 0 | 1 | 2 | 3 | 4 |
| GP4　我感到疼痛 | 0 | 1 | 2 | 3 | 4 |

### 生理状况

| | | 一点也不 | 有点 | 有些 | 相当 | 非常 |
|---|---|---|---|---|---|---|
| GP5 | 治疗的不良反应让我觉得不舒服 | 0 | 1 | 2 | 3 | 4 |
| GP6 | 我觉得病了 | 0 | 1 | 2 | 3 | 4 |
| GP7 | 我不得不卧床 | 0 | 1 | 2 | 3 | 4 |

### 社会/家庭状况

| | | | | | | |
|---|---|---|---|---|---|---|
| GS1 | 我和朋友们很接近 | 0 | 1 | 2 | 3 | 4 |
| GS2 | 我在情感上得到家人的支持 | 0 | 1 | 2 | 3 | 4 |
| GS3 | 我得到朋友的支持 | 0 | 1 | 2 | 3 | 4 |
| GS4 | 我的家人已能正视我的病情 | 0 | 1 | 2 | 3 | 4 |
| GS5 | 我高兴和家人谈论我的病情 | 0 | 1 | 2 | 3 | 4 |
| GS6 | 我与自己的配偶（或给我主要支持的人）很亲近 | 0 | 1 | 2 | 3 | 4 |

Q1　不管你近期性生活的程度，请回答下面的问题，如不愿意回答，请在这里注明

| | 一点也不 | 有点 | 有些 | 相当 | 非常 |
|---|---|---|---|---|---|
| 我对自己的性生活感到满意 | 0 | 1 | 2 | 3 | 4 |

### 情感状况

| | | | | | | |
|---|---|---|---|---|---|---|
| GE1 | 我感到悲伤 | 0 | 1 | 2 | 3 | 4 |
| GE2 | 我为自己这样对待疾病感到自豪 | 0 | 1 | 2 | 3 | 4 |
| GE3 | 在与疾病的抗争中，我越来越感到失望 | 0 | 1 | 2 | 3 | 4 |
| GE4 | 我感到紧张 | 0 | 1 | 2 | 3 | 4 |
| GE5 | 我担心可能会去世 | 0 | 1 | 2 | 3 | 4 |
| GE6 | 我担心自己的病情可能会更糟 | 0 | 1 | 2 | 3 | 4 |

## 功能状况

| | | 一点也不 | 有点 | 有些 | 相当 | 非常 |
|---|---|---|---|---|---|---|
| GF1 | 我能够工作（包括家里的工作） | 0 | 1 | 2 | 3 | 4 |
| GF2 | 我的工作（包括家里的工作）令我有成就感 | 0 | 1 | 2 | 3 | 4 |
| GF3 | 我能够享受生活 | 0 | 1 | 2 | 3 | 4 |
| GF4 | 我已能面对自己的疾病 | 0 | 1 | 2 | 3 | 4 |
| GF5 | 我睡得很好 | 0 | 1 | 2 | 3 | 4 |
| GF6 | 我在享受我过去常做的娱乐活动 | 0 | 1 | 2 | 3 | 4 |

\*. 表内是一些与您疾病有关的重要问题，请在每一个问题后圈出一个数字，以表明在过去的七天中最适合您的情况。

## 功能状况

| | | 一点也不 | 有点 | 有些 | 相当 | 非常 |
|---|---|---|---|---|---|---|
| GF7 | 我对现在的生活质量感到满意 | 0 | 1 | 2 | 3 | 4 |

## 附加关注

| | | 一点也不 | 有点 | 有些 | 相当 | 非常 |
|---|---|---|---|---|---|---|
| B1 | 我一直气促 | 0 | 1 | 2 | 3 | 4 |
| B2 | （由于疾病）我在意自己的穿着打扮 | 0 | 1 | 2 | 3 | 4 |
| B3 | 我的一只或两只胳膊肿胀或无力 | 0 | 1 | 2 | 3 | 4 |
| B4 | 我感到在性方面有吸引力 | 0 | 1 | 2 | 3 | 4 |
| B5 | 脱发使我烦恼 | 0 | 1 | 2 | 3 | 4 |
| B6 | 我担心家里其他人有一天会得和我一样的病 | 0 | 1 | 2 | 3 | 4 |
| B7 | 我担心紧张对我的疾病造成影响 | 0 | 1 | 2 | 3 | 4 |
| B8 | 体重的变化使我烦恼 | 0 | 1 | 2 | 3 | 4 |
| B9 | 我仍能感到像一个女人 | 0 | 1 | 2 | 3 | 4 |

# 附录 H 焦虑、抑郁评估量表

汉密尔顿焦虑量表（Hamilton Anxiety Scale，HAMA）和汉密尔顿抑郁量表（Hamilton Depression Scale，HAMD）分别由 Hamilton 于 1959 年和 1960 年编制。HAMA 共包括 14 个项目，临床上常将其用于焦虑症的诊断及程度划分的依据。HAMD 有 17 项（表 H-1）、21 项和 24 项等 3 种版本，是临床上评定抑郁状态时应用最为普遍的量表。2 份量表均应由经过训练的 2 名评定者进行联合检查，一般采用交谈和观察的方法，待检查结束后，2 名评定者独立评分。HAMA 所有项目采用 0~4 分的 5 级评分法，总分≥29 分，可能为严重焦虑；≥21 分，肯定有明显焦虑；≥14 分，肯定有焦虑；≥7 分，可能有焦虑；<7 分，没有焦虑症。HAMD 所有项目亦采用 0~4 分的 5 级评分法，17 项版本中，总分≥24 分：严重抑郁；≥17 分：肯定有抑郁；≥7 分：可能有抑郁；<7 分：正常。

表 H-1　17 项汉密尔顿抑郁量表（HAMD-17）

| 项　目 | 分　值 |
| --- | --- |
| **抑郁情绪**<br>0 没有<br>1 只在问到时才诉述<br>2 在访谈中自发地表达<br>3 不用言语也可以从表情－姿势－声音或欲哭中流露出这种情绪<br>4 病人的自发言语和非语言表达几乎完全表现为这种情绪 | — |

| 项　目 | 分　值 |
|---|---|
| **有罪感**<br>0 没有<br>1 责备自己，感到自己已连累他人<br>2 认为自己犯了罪，或反复思考以往的过失和错误<br>3 认为目前的疾病，是对自己错误的惩罚，或有罪恶妄想<br>4 罪恶妄想伴有指责或威胁性幻觉 | — |
| **自杀**<br>0 没有<br>1 觉得活着没有意义<br>2 希望自己已经死去，或常想到与死有关的事<br>3 消极观念自杀念头<br>4 有严重自杀行为 | — |
| **入睡困难（初段失眠）**<br>0 没有<br>1 主诉有入睡困难，上床半小时后仍不能入睡（要注意平时病人入睡的时间）<br>2 主诉每晚均有入睡困难 | — |
| **睡眠不深（中段失眠）**<br>0 没有<br>1 睡眠浅，多噩梦<br>2 半夜（晚12点钟以前）曾醒来（不包括上厕所） | — |
| **早醒（末段失眠）**<br>0 没有<br>1 有早醒，比平时早醒1小时，但能重新入睡，应排除平时习惯<br>2 早醒后无法重新入睡 | — |

| 项　目 | 分　值 |
|---|---|
| **工作和兴趣**<br>0 没有<br>1 提问时才诉述<br>2 自发地直接或间接表达对活动 - 工作或学习失去兴趣，如感到无精打采 - 犹豫不决 - 不能坚持或需强迫自己去工作或活动<br>3 活动时间减少或成效下降，住院病人每天参加病房劳动或娱乐不满 3 小时<br>4 因目前的疾病而停止工作，住院者不参加任何活动或者没有他人帮助便不能完成病室日常事务 - 注意不能凡住院就打 4 分 | — |
| **阻滞（指思维和言语缓慢，注意力难以集中，主动性减退）**<br>0 没有<br>1 精神检查中发现轻度阻滞<br>2 精神检查中发现明显阻滞<br>3 精神检查进行困难<br>4 完全不能回答问题（木僵） | — |
| **激越**<br>0 没有<br>1 检查时有些心神不定<br>2 明显心神不定或小动作多<br>3 不能静坐，检查中曾起立<br>4 搓手、咬手指、扯头发、咬嘴唇 | — |
| **精神性焦虑**<br>0 没有<br>1 问及时诉述<br>2 自发地表达<br>3 表情和言谈流露出明显忧虑<br>4 明显惊恐 | — |

| 项　目 | 分　值 |
|---|---|
| **躯体性焦虑（指焦虑的生理症状，包括：口干、腹胀、腹泻、打呃、腹绞痛、心悸、头痛、过度换气和叹气，以及尿频和出汗）**<br>0 没有<br>1 轻度<br>2 中度，有肯定的上述症状<br>3 重度，上述症状严重，影响生活或需要处理<br>4 严重影响生活和活动 | — |
| **胃肠道症状**<br>0 没有<br>1 食欲减退，但不需他人鼓励便自行进食<br>2 进食需他人催促或请求和需要应用泻药或助消化药 | — |
| **全身症状**<br>0 没有<br>1 四肢，背部或颈部沉重感，背痛、头痛、肌肉疼痛、全身乏力或疲倦<br>2 上述症状明显 | — |
| **性症状（指性欲减退，月经紊乱等）**<br>0 没有<br>1 轻度<br>2 重度<br>9 不能肯定，或该项对被评者不适合（不计入总分） | — |
| **疑病**<br>0 没有<br>1 对身体过分关注<br>2 反复考虑健康问题<br>3 有疑病妄想<br>4 伴幻觉的疑病妄想 | — |

| 项　目 | 分　值 |
|---|---|
| **体重减轻：按病史评定**<br>0 没有<br>1 一周内体重减轻超过 0.5 公斤<br>2 一周内体重减轻超过 1 公斤 | — |
| **自知力**<br>0 知道自己有病，表现抑郁<br>1 知道自己有病，但归咎伙食太差，环境问题，工作过忙，病毒感染或需要休息<br>2 完全否认有病 | — |

## 表 H-2　汉密尔顿焦虑量表（HAMA）

**1. 焦虑心境：担心、担忧，感到有最坏的事情将要发生，容易被激惹**

☐ 0 无症状。

☐ 1 轻（症状轻微）。

☐ 2 中等（有肯定的症状，但不影响生活与活动）。

☐ 3 重（症状重，需处理或已影响生活与活动）。

☐ 4 极重（症状极重，严重影响其生活）。

**2. 紧张：紧张感、易疲劳、不能放松，情绪反应，易哭、颤抖、感到不安**

☐ 0 无症状。

☐ 1 轻（症状轻微）。

☐ 2 中等（有肯定的症状，但不影响生活与活动）。

☐ 3 重（症状重，需处理或已影响生活与活动）。

☐ 4 极重（症状极重，严重影响其生活）。

**3. 害怕：害怕黑暗、陌生人、一人独处、动物、乘车或旅行及人多的场合**

☐ 0 无症状。

☐ 1 轻（症状轻微）。

☐ 2 中等（有肯定的症状，但不影响生活与活动）。

□ 3 重（症状重，需处理或已影响生活与活动）。

□ 4 极重（症状极重，严重影响其生活）。

**4. 失眠：难以入睡、易醒、睡得不深、多梦、梦魇、夜惊、睡醒后感到疲倦**

□ 0 无症状。

□ 1 轻（症状轻微）。

□ 2 中等（有肯定的症状，但不影响生活与活动）。

□ 3 重（症状重，需处理或已影响生活与活动）。

□ 4 极重（症状极重，严重影响其生活）。

**5. 认知功能：或称记忆力、注意力障碍。注意力不能集中，记忆力差**

□ 0 无症状。

□ 1 轻（症状轻微）。

□ 2 中等（有肯定的症状，但不影响生活与活动）。

□ 3 重（症状重，需处理或已影响生活与活动）。

□ 4 极重（症状极重，严重影响其生活）。

**6. 抑郁心境：丧失兴趣、对以往爱好的事务缺乏快感、忧郁、早醒、昼重夜轻**

□ 0 无症状。

□ 1 轻（症状轻微）。

□ 2 中等（有肯定的症状，但不影响生活与活动）。

□ 3 重（症状重，需处理或已影响生活与活动）。

□ 4 极重（症状极重，严重影响其生活）。

**7. 躯体性焦虑（肌肉系统症状）：肌肉酸痛、活动不灵活、肌肉经常抽动、肢体抽动、牙齿打战、声音发抖**

□ 0 无症状。

□ 1 轻（症状轻微）。

□ 2 中等（有肯定的症状，但不影响生活与活动）。

□ 3 重（症状重，需处理或已影响生活与活动）。

□ 4 极重（症状极重，严重影响其生活）。

**8. 感觉系统症状：视物模糊、发冷发热、软弱无力感、浑身刺痛**

☐ 0 无症状。

☐ 1 轻（症状轻微）。

☐ 2 中等（有肯定的症状，但不影响生活与活动）。

☐ 3 重（症状重，需处理或已影响生活与活动）。

☐ 4 极重（症状极重，严重影响其生活）。

**9. 心血管系统症状：心动过速、心悸、胸痛、血管跳动感、昏倒感、心搏脱漏**

☐ 0 无症状。

☐ 1 轻（症状轻微）。

☐ 2 中等（有肯定的症状，但不影响生活与活动）。

☐ 3 重（症状重，需处理或已影响生活与活动）。

☐ 4 极重（症状极重，严重影响其生活）。

**10. 呼吸系统症状：时常感到胸闷、窒息感、叹息、呼吸困难**

☐ 0 无症状。

☐ 1 轻（症状轻微）。

☐ 2 中等（有肯定的症状，但不影响生活与活动）。

☐ 3 重（症状重，需处理或已影响生活与活动）。

☐ 4 极重（症状极重，严重影响其生活）。

**11. 胃肠消化道症状：吞咽困难、嗳气、食欲不佳、消化不良（进食后腹痛、胃部烧灼痛、腹胀、恶心、胃部饱胀感）、肠鸣、腹泻、体重减轻、便秘**

☐ 0 无症状。

☐ 1 轻（症状轻微）。

☐ 2 中等（有肯定的症状，但不影响生活与活动）。

☐ 3 重（症状重，需处理或已影响生活与活动）。

☐ 4 极重（症状极重，严重影响其生活）。

**12. 生殖、泌尿系统症状：尿意频繁、尿急、停经、性冷淡、过早射精、勃起不能、阳痿**

☐ 0 无症状。

□ 1 轻（症状轻微）。

□ 2 中等（有肯定的症状，但不影响生活与活动）。

□ 3 重（症状重，需处理或已影响生活与活动）。

□ 4 极重（症状极重，严重影响其生活）。

**13. 自主神经系统症状：口干、潮红、苍白、易出汗、易起"鸡皮疙瘩"、紧张性头痛、毛发竖起**

□ 0 无症状。

□ 1 轻（症状轻微）。

□ 2 中等（有肯定的症状，但不影响生活与活动）。

□ 3 重（症状重，需处理或已影响生活与活动）。

□ 4 极重（症状极重，严重影响其生活）。

**14. 与人谈话时的行为表现：①一般表现：紧张、不能松弛、忐忑不安、咬手指、紧握拳、摸弄手帕、面肌抽动、不停顿足、手发抖、皱眉、表情僵硬、肌张力高、叹息样呼吸、面色苍白；②生理表现：吞咽、频繁打呃、安静时心率快、呼吸加快（20 次 / 分以上）、腱反射亢进、震颤、瞳孔放大、眼睑跳动、易出汗、眼球突出**

□ 0 无症状。

□ 1 轻（症状轻微）。

□ 2 中等（有肯定的症状，但不影响生活与活动）。

□ 3 重（症状重，需处理或已影响生活与活动）。

□ 4 极重（症状极重，严重影响其生活）。

# 附录 I　常见含激素的中药材

含激素的中药材是指含有雄激素、雌激素或两者兼有的中药材。雄激素主要是指睾酮，化学式为 $C_{19}H_{28}O_2$（17α- 羟雄甾 -4- 烯 -3- 酮）；雌激素主要指雌二醇，化学式为 $C_{18}H_{24}O_2$（17β- 雌二醇）。含激素的中药材存在于动物类、植物类中药中，归纳如下：

## 一、动物类

### （一）含雄激素中药材

2020 版《中华人民共和国药典》收录含雄激素中药材有麝香、蛤蟆油，未被 2020 版《中华人民共和国药典》收录的有海狗肾。

麝香为鹿科动物林麝 *Moschus berezovskii* Flerov、马麝 *Moschus sifanicus* Przewalski 或原麝 *Moschus moschiferus* Linnaeus 成熟雄体香囊中的干燥分泌物。

蛤蟆油为蛙科动物中国林蛙 *Rana temporaria chensinensis* David 雌蛙的输卵管，经采制干燥而得。

海狗肾为海狮科动物海狗 *Callorhinus ursinus* Linnaeus 的干燥雄性外生殖器（阴茎和睾丸）。

### （二）含雌激素中药材

2020 版《中华人民共和国药典》收录含雌激素中药材有鹿茸、蛤蟆油，未被 2020 版《中华人民共和国药典》收录的有紫河车。

鹿茸为鹿科动物梅花鹿 *Cervus Nippon* Temminck 或马鹿 *Cervus elaphus* Linnaeus 的雄鹿未骨化密生茸毛的幼角。

蛤蟆油为蛙科动物中国林蛙 *Rana temporaria chensinensis*

David 雌蛙的输卵管，经采制干燥而得。

紫河车为健康人的干燥胎盘。

### （三）具性激素样作用的中药材

2020 版《中华人民共和国药典》收录具有性激素样作用的中药材有海马、海龙、蛤蚧、九香虫。

海马为海龙科动物线纹海马 *Hippocampus kelloggi* Jordan et Snyder、刺海马 *Hippocampus histrix* Kaup、大海马 *Hippocampus kuda* Bleeker、三斑海马 *Hippocampus trimaculatus* Leach 或小海马（海蛆）*Hippocampus ja ponicus* Kaup 的干燥体。

海龙为海龙科动物刁海龙 *Solenognathus hardwickii*（Gray）、拟海龙 *Syngnathoides biaculeatus*（Bloch）或尖海龙 *Syngnathus acus* Linnaeus 的干燥体。

蛤蚧为壁虎科动物蛤蚧 *Gekko gecko* Linnaeus 的干燥体。

九香虫为蝽科昆虫九香虫 *Aspongopus chinensis* Dallas 的干燥体。

### 二、植物类

#### 含雌激素中药材

植物雌激素是指在植物中存在的非甾体雌激素类物质，主要分为异黄酮、香豆素和木脂素三大类。此外还有二苯乙烯类、真菌类。2020 版《中华人民共和国药典》收录含植物雌激素中药材。

(1) 异黄酮：含异黄酮的中药有射干、甘草、沙苑子、补骨脂、鸡血藤、葛根、淡豆豉、墨旱莲、黄芪。

射干为鸢尾科植物射干 *Belamcanda chinensis*（L.）DC. 的干燥根茎。

甘草为豆科植物甘草 *Glycyrrhiza uralensis* Fisch.、胀果甘草

*Glycyrrhiza inflata* Bat. 或光果甘草 *Glycyrrhiza glabra* L. 的干燥根和根茎。

沙苑子为豆科植物扁茎黄芪 *Astragalus complanatus* R. Br. 的干燥成熟种子。

补骨脂为豆科植物补骨脂 *Psoralea corylifolia* L. 的干燥成熟果实。

鸡血藤为豆科植物密花豆 *Spatholobus suberectus* Dunn. 的干燥藤茎。

葛根为豆科植物野葛 *Pueraria lobata*（Willd.）Ohwi. 的干燥根。

淡豆豉为豆科植物大豆 *Glycine max*（L.）Merr. 的成熟种子的发酵加工品。

墨旱莲为菊科植物鳢肠 *Eclipta prostrata* L. 的干燥地上部分。

黄芪为豆科植物蒙古黄芪 *Astragalus membranaceus*（Fisch.）Bge.var.*mongholicus*（Bge.）Hsiao. 或膜荚黄芪 *Astragalus membranaceus*（Fisch.）Bge. 的干燥根。

(2) 香豆素：含香豆素的中药有白芷、补骨脂、墨旱莲、秦皮、前胡、独活、蛇床子、菟丝子、王不留行、柴胡、茵陈。

白芷为伞形科植物白芷 *Angelica dahurica*（Fisch.ex Hoffm.）Benth.et Hook.f. 或杭白芷 *Angelica dahurica*（Fisch.ex Hoffm.）Benth.et Hook.f.var.*formosana*（Boiss.）Shan et Yuan. 的干燥根。

补骨脂为豆科植物补骨脂 *Psoralea corylifolia* L. 的干燥成熟果实。

墨旱莲为菊科植物鳢肠 *Eclipta prostrata* L. 的干燥地上部分。

秦皮为木樨科植物苦枥白蜡树 *Fraxinus rhynchophylla* Hance.、白蜡树 *Fraxinus chinensis* Roxb.、尖叶白蜡树 *Fraxinus szaboana*

Lingelsh. 或宿柱白蜡树 *Fraxinus stylosa* Lingelsh. 的干燥枝皮或干皮。

前胡为伞形科植物白花前胡 *Peucedanum praeruptorum* Dunn. 的干燥根。

独活为伞形科植物重齿毛当归 *Angelica pubescens* Maxim. f.*biserrata* Shan et Yuan. 的干燥根。

蛇床子为伞形科植物蛇床 *Cnidium monnieri*（L.）Cuss. 的干燥成熟果实。

菟丝子为旋花科植物南方菟丝子 *Cuscuta australis* R.Br. 或菟丝子 *Cuscuta chinensis* Lam. 的干燥成熟种子。

王不留行为石竹科植物麦蓝菜 *Vaccaria segetalis*（Neck.）Garcke. 的干燥成熟种子。

柴胡为伞形科植物柴胡 *Bupleurum chinense* DC. 或狭叶柴胡 *Bupleurum scorzonerifolium* Willd. 的干燥根。

茵陈为菊科植物滨蒿 *Artemisia scoparia* Waldst.et Kit. 或茵陈蒿 *Artemisia capillaris* Thunb. 的干燥地上部分。

(3) 木脂素：含木脂素的中药有丁香、大蓟、五味子、党参、杜仲、秦皮、淫羊藿、肉苁蓉、骨碎补、细辛、锁阳。

丁香为桃金娘科植物丁香 *Eugenia caryophyllata* Thunb. 的干燥花蕾。

大蓟为菊科植物蓟 *Cirsium japonicum* Fisch.ex DC. 的干燥地上部分。

五味子为木兰科植物五味子 *Schisandra chinensis*（Turcz.）Baill. 的干燥成熟果实。

党参为桔梗科植物党参 *Codonopsis pilosula*（Franch.）Nannf.、素花党参 *Codonopsis pilosula* Nannf.var.modesta（Nannf）

L.T.Shen. 或川党参 *Codonopsis tangshen* Oliv. 的干燥根。

杜仲为杜仲科植物杜仲 *Eucommia ulmoides* Oliv. 的干燥树皮。

秦皮为木樨科植物苦枥白蜡树 *Fraxinus rhynchophylla* Hance.、白蜡树 *Fraxinus chinensis* Roxb.、尖叶白蜡树 *Fraxinus szaboana* Lingelsh. 或宿柱白蜡树 *Fraxinus stylosa* Lingelsh. 的干燥枝皮或干皮。

淫羊藿为小檗科植物淫羊藿 *Epimedium brevicomu* Maxim.、箭叶淫羊藿 *Epimedium sagittatum*（Sieb.et Zucc.）Maxim.、柔毛淫羊藿 *Epimedium pubescens* Maxim. 或朝鲜淫羊藿 *Epimedium koreanum* Nakai. 的干燥叶。

肉苁蓉为列当科植物肉苁蓉 *Cistanche deserticoLa* Y.C.Ma. 或管花肉苁蓉 *Cistanche tubulosa*（Schenk）Wight. 的干燥带鳞叶的肉质茎。

骨碎补为水龙骨科植物槲蕨 *Drynaria fortunei*（Kunze）J.Sm. 的干燥根茎。

细辛为马兜铃科植物北细辛 *Asarum heterotropoides* Fr. Schmidt *var.mandshuricum*（Maxim.）Kitag.、汉城细辛 *Asarum sieboldii* Miq.var.*seoulense* Nakai. 或华细辛 *Asarum sieboldii* Miq. 的干燥根和根茎。

锁阳为锁阳科植物锁阳 *Cynomorium songaricum* Rupr. 的干燥肉质茎。

(4) 二苯乙烯：含二苯乙烯的中药有何首乌、大黄、虎杖。

何首乌为蓼科植物何首乌 *Polygonum multiflorum* Thunb. 的干燥块根。

大黄为蓼科植物掌叶大黄 *Rheum palmatum* L.、唐古特大黄 *Rheum tanguticum* Maxim.ex Balf. 或药用大黄 *Rheum officinale*

Baill. 的干燥根和根茎。

虎杖为蓼科植物虎杖 *Polygonum cuspidatum* Sieb.et Zucc. 的干燥根茎和根。

(5) 其他：人参为五加科植物人参 *Panax ginseng* C. A. Mey. 的干燥根和根茎。

女贞子为木樨科植物女贞 *Ligustrum lucidum* Ait. 的干燥成熟果实。

车前子为车前科植物车前 *Plantago asiatica* L. 或平车前 *Plantago depressa* Willd. 的干燥成熟种子。

丹参为唇形科植物丹参 *Salvia miltiorrhiza* Bge. 的干燥根和根茎。

仙茅为石蒜科植物仙茅 *Curculigo orchioides* Gaertn. 的干燥根茎。

红花为菊科植物红花 *Carthamus tinctorius* L. 的干燥花。

牛膝为苋科植物牛膝 *Achyranthes bidentata* Bl. 的干燥根。

枸杞子为茄科植物宁夏枸杞 *Lycium barbarum* L. 的干燥成熟果实。

蒺藜为蒺藜科植物蒺藜 *Tribulus terrestris* L. 的干燥成熟果实。

冬虫夏草为麦角菌科真菌冬虫夏草菌 *Cordyceps sinensis* （BerK.）Sacc. 寄生在蝙蝠蛾科昆虫幼虫上的子座和幼虫尸体的干燥复合体。

巴戟天为茜草科植物巴戟天 *Morinda officinalis* How. 的干燥根。

当归为伞形科植物当归 *Angelica sinensis*（Oliv.）Diels. 的干燥根。

升麻为毛茛科植物大三叶升麻 *Cimicifuga heracleifolia* Kom.、

兴安升麻 *Cimicifuga dahurica*（Turcz.）Maxim. 或升麻 *Cimicifuga foetida* L. 的干燥根茎。

续断为川续断科植物川续断 *Dipsacus asper* Wall. ex Henry. 的干燥根。

西洋参为五加科植物西洋参 *Panax quinquefolium* L. 的干燥根。

### 三、讨论

内分泌治疗是乳腺癌常用的治疗指南之一，但常导致疲乏、潮热、易汗出等不良反应。根据中医辨证，多数属于阴阳失调、虚证为主，选择补益为主的中药治疗，例如人参、鹿茸、淫羊藿等。从现代医学分析，此类中药或多或少都含有激素，并可能影响到人体的激素水平。

中药药理研究证实，很多中药的药效成分含有植物雌激素类成分。如葛根含有的葛根黄酮、丹参含有的丹参酮Ⅱ等，除了原有已知的功效外，都具有植物雌激素的活性。植物雌激素抗癌、防癌和诱导癌症（如乳腺癌）均有报道。

含激素类中药材大部分存在植物中，植物雌激素在人体内具有弱雌激素和抗雌激素双重调节效应，其作用的发挥取决于内源性雌激素水平和特异性的组织类型。一方面体内雌激素水平较低时，植物雌激素可与雌激素受体结合发挥雌激素样的作用；另一方面体内雌激素水平较高时，植物雌激素可以竞争性抑制靶细胞的 ER 而产生抗雌激素的作用。

雌激素在乳腺癌的发生发展中扮演着重要角色，红花、川牛膝、丹参、淫羊藿、补骨脂、菟丝子等中药具有植物雌激素独有的双相效应，同一种中药其不同活性成分能直接或间接促进/抑制癌细胞的增殖。例如补骨脂、蛇床子、甘草等中药中含有的补骨脂素、蛇床子素、甘草提取物等能够抑制乳腺癌细胞增殖。

植物雌激素类化合物具有较为广泛的药理学功效，其作用机制与化合物上较多的酚羟基结构特点有密切联系，因此含激素类中药材对乳腺癌抑制作用的机制可能是植物雌激素的结构和雌二醇相似，具有酚环结构以及较强的抗氧化性，能够抵抗机体内多余的自由基，防止对细胞的损伤作用；也可结合体内 ER，而拮抗其他雌激素样物质通过与 ER 结合而发挥雌激素效应。

含激素类中药的辨证应用对人体的激素水平有双向调节作用，能减少内分泌治疗的不良反应，在肿瘤防治领域，在调节免疫功能、抑制肿瘤细胞增殖、诱导肿瘤细胞凋亡等方面发挥多方位、多环节、多靶点的积极作用。

# 附录 J  缩略词对照

| 缩　写 | 英　文 | 中　文 |
|---|---|---|
| ASCVD | atherosclerotic cardiovascular disease | 动脉粥样硬化性心血管病 |
| ADC | antibody-drug conjugate | 抗体药物耦联物 |
| AI | aromatase inhibitor | 芳香化酶抑制剂 |
| AJCC | American Joint Committee on Cancer | 美国癌症联合委员会 |
| BCI | breast cancer index | 乳腺癌指数 |
| BI-RADS | breast imaging reporting and data system | 乳腺影像报告和数据系统 |
| BMD | bone mineral density | 骨密度 |
| CRF | cancer-related fatigue | 癌因性疲乏 |
| DCR | disease control rate | 疾病控制率 |
| HFS | hand-foot syndrome | 手足综合征 |
| HR | hormone receptor | 激素受体 |
| IBC | invasive breast cancer | 浸润性乳腺癌 |
| MD | mean difference | 平均差 |
| NAC | neoadjuvant chemotherapy | 新辅助化疗 |
| OFS | ovarian function suppression | 卵巢功能抑制 |
| ORR | objective response rate | 客观缓解率 |
| PAM50 | prediction analysis of microarray 50 | 50 基因检测 |

| 缩　写 | 英　文 | 中　文 |
|---|---|---|
| pCR | pathological complete response | 病理完全缓解 |
| PFS | progression-free survival | 无进展生存期 |
| SF-36 | 36-item short form survey | 36 项简短调查量表 |
| SLNB | sentinel lymph node biopsy | 前哨淋巴结活检 |
| SMD | standardized mean difference | 标准化均差 |
| TKI | tyrosine kinase inhibitor | 酪氨酸激酶抑制剂 |
| WMD | weighted mean difference | 加权均数差 |

# 参考文献

[1] QASEEM A, LIN J S, MUSTAFA R A, et al. Screening for Breast Cancer in Average-Risk Women: A Guidance Statement From the American College of Physicians [J]. *Ann Intern Med*, 2019, 170(8): 547-560.

[2] WAKS A G, WINER E P. Breast Cancer Treatment [J]. *JAMA*, 2019, 321(3): 316.

[3] 中国抗癌协会乳腺癌专业委员会, 中华医学会肿瘤学分会乳腺肿瘤学组. 中国抗癌协会乳腺癌诊治指南与规范（2024 年版）[J]. 中国癌症杂志, 2023, 33(12): 1092-1187.

[4] HORVáTH Z, BOéR K, DANK M, et al. [Systemic treatment of breast cancer: professional guideline] [J]. *Magy Onkol*, 2020, 64(4): 348-368.

[5] SPARANO J A, GRAY R J, MAKOWER D F, et al. Prospective Validation of a 21-Gene Expression Assay in Breast Cancer [J]. *N Engl J Med*, 2015, 373(21): 2005-2014.

[6] CORTAZAR P, ZHANG L, UNTCH M, et al. Pathological complete response and long-term clinical benefit in breast cancer: The CTNeoBC pooled analysis [J]. *Lancet*, 2014, 384(9938): 164-172.

[7] GRADISHAR W J, MORAN M S, ABRAHAM J, et al. Breast Cancer, Version 3.2022, NCCN Clinical Practice Guidelines in Oncology [J]. *J Natl Compr Canc Netw*, 2022, 20(6): 691-722.

[8] BURSTEIN H J, LACCHETTI C, ANDERSON H, et al. Adjuvant Endocrine Therapy for Women With Hormone Receptor-Positive Breast Cancer: ASCO Clinical Practice Guideline Focused Update [J]. *J Clin Oncol*, 2019, 37(5): 423-438.

[9] CARDOSO F, PALUCH-SHIMON S, SENKUS E, et al. 5th ESO-ESMO international consensus guidelines for advanced breast cancer (ABC 5) [J].

*Ann Oncol*, 2020, 31(12): 1623-1649.

[10] 王紫晶，韩逸群，李俏，等．HR+/HER-2+ 晚期乳腺癌一线维持治疗的疗效分析 [J]. 临床肿瘤学杂志，2020, 25(4): 311-315.

[11] 陈宗鑫，季亚婕，汪成，等．"温阳利水方"对乳腺癌改良根治术后皮下积液的干预作用研究——附 36 例临床资料 [J]. 江苏中医药，2021, 53(3): 38-40.

[12] 刘红梅．防己茯苓汤预防乳腺癌术后皮下积液的临床疗效分析 [J]. 时珍国医国药，2013, 24(9): 2190-2191.

[13] 刘涌涛．防己茯苓汤预防乳腺癌术后皮下积液的临床效果观察 [J]. 安徽卫生职业技术学院学报，2016, 15(1): 57-58.

[14] 寿凌飞．益气活血通络中药在乳癌术后早期的运用 [J]. 中国中西医结合外科杂志，2011, 17(3): 2.

[15] 万红霞．中西医结合防治乳腺癌术后皮下积液和皮瓣坏死 40 例 [J]. 中国中医药现代远程教育，2013, 11(20): 54-55.

[16] 姚青勋，向丽娜．砂袋加压配合中药内服预防乳腺癌根治术后皮瓣下积液 40 例疗效观察 [J]. 微量元素与健康研究，2015, 32(4): 28-29.

[17] 张家衡，杨泳，宋旗，等．防己茯苓汤加味对预防乳腺癌后皮下积液疗效观察 [J]. 辽宁中医杂志，2012, 39(6): 1109-1110.

[18] 付荣耀，赵春英，吕桦，等．益气康复方在乳腺癌患者围手术期中的应用效果分析 [J]. 河南医学研究，2016, 25(8): 1409-1410.

[19] 金辉，王安，戴向红，等．扶正清瘤汤联合西药促进乳腺癌术后及化疗后恢复随机平行对照研究 [J]. 实用中医内科杂志，2013, 27(4): 87-89.

[20] 许文捷，刘岗，黄建平．复元方对乳腺癌改良根治术后的临床观察 [J]. 中医临床研究，2011, 3(3): 38-9+41.

[21] 廖明娟，王永灵，李琰，等．紫归长皮膏联合银离子藻酸盐治疗乳腺癌术后伤口不愈疗效观察及初步机制探讨 [J]. 世界中医药，2015, 10(2): 202-205.

[22] 冒小平，张兰凤，许秀梅．京万红软膏在乳腺癌术后皮瓣坏死中的应用 [J]. 中华现代护理杂志，2010, 16(21): 2580-2581.

[23] 杨辉，孙伟，赵世杰，等.生肌玉红膏联合康复新液治疗乳腺癌根治术后皮瓣坏死创面不愈的临床效果[J].现代生物医学进展，2021, 21(19): 3752-3755.

[24] DISIPIO T, RYE S, NEWMAN B, et al. Incidence of unilateral arm lymphoedema after breast cancer: a systematic review and meta-analysis [J]. *Lancet Oncol*, 2013, 14(6): 500-515.

[25] GILLESPIE T C, SAYEGH H E, BRUNELLE C L, et al. Breast cancer-related lymphedema: risk factors, precautionary measures, and treatments [J]. *Gland Surg*, 2018, 7(4): 379-403.

[26] 梁鸿艺，张梦棣，许继升等.中西医结合治疗乳腺癌术后上肢水肿的Meta分析[J].海南医学院学报，2021, 27(10): 768-774.

[27] 肖金禾，裴晓华，张小苗等.中药外治法治疗乳腺癌术后上肢淋巴水肿Meta分析[J].中医学报，2019, 34(4): 891-896.

[28] GAO Y, MA T, HAN M, et al. Effects of Acupuncture and Moxibustion on Breast Cancer-Related Lymphedema: A Systematic Review and Meta-Analysis of Randomized Controlled Trials [J]. *Integr Cancer Ther*, 2021, 20: 15347354211044107.

[29] 化疗所致周围神经病理性疼痛中西医诊治专家共识[J].中华肿瘤防治杂志，2021, 28(23): 1761-7+79.

[30] 史国军，山广志，王海荣等.旋覆代赭汤加味防治肿瘤化疗后恶心呕吐随机对照试验的Meta分析[J].中华肿瘤防治杂志，2011, 18(23): 1881-1814.

[31] 郝建萍.六君子汤联合托烷司琼预防乳腺癌化疗呕吐不良反应的疗效观察[J].中国医药指南，2018, 16(35): 177.

[32] 胡永春，雷秋模，潘志欣.中药治疗乳腺癌化疗后恶心呕吐60例[J].实用中西医结合临床，2010, 10(3): 60-61.

[33] 刘丹，谢枫枫，陈莹.香砂六君子汤对乳腺癌化疗患者的减毒及增效作用观察[J].湖南中医药大学学报，2018, 38(4): 455-458.

[34] 成云水，宫凤英，文毓声等.理中汤加味防治乳腺癌化疗后恶心呕吐40

例 [J]. 河南中医 , 2014, 34(7): 1223-1224.

[35] 李雪真 , 郭智涛 . 附桂理中汤预防乳腺癌化疗所致恶心呕吐临床观察
[J]. 云南中医中药杂志 , 2015, 36(5): 28-30.

[36] 胡亚男 , 沙宇婷 , 何凤蝶等 . 穴位贴敷治疗乳腺癌化疗后恶心呕吐的
Meta 分析 [J]. 中国肿瘤临床与康复 , 2021, 28(5): 532-536.

[37] 张韵 , 裴丽霞 , 陈昊等 . 电针治疗化疗所致恶心呕吐 Meta 分析 [J]. 按摩
与康复医学 , 2022, 13(7): 31-36.

[38] 庄凌云 , 毕倩宇 , 季旭明 . 益气补血法治疗癌症化疗后骨髓抑制疗效的
Meta 分析 [J]. 时珍国医国药 , 2020, 31(8): 2033-2037.

[39] 程权 , 王舒洁 . 中医药联合化疗治疗乳腺癌术后疗效 Meta 分析 [J]. 新中
医 , 2020, 52(13): 9-13.

[40] 郭一民 , 贺咏宁 , 龙生平 . 充髓填精方防治恶性肿瘤化疗后骨髓抑制的
临床观察 [J]. 时珍国医国药 , 2013, 24(12): 2944-2945.

[41] 刘晓雁 , 林毅 , 司徒红林等 . 加味龟鹿二仙汤时辰用药调节乳腺癌化疗
后骨髓造血功能的临床研究 [J]. 辽宁中医杂志 , 2008(7): 970-972.

[42] 童静 , 李鹏飞 . 贞芪扶正制剂辅助化疗治疗肿瘤疗效与安全性的 Meta
分析 [J]. 药物评价研究 , 2021, 44(8): 1772-1782.

[43] 唐仕敏 , 兰家平 , 王述红 . 复方皂矾丸预防及治疗恶性肿瘤化疗后骨髓
抑制的 meta 分析 [J]. 现代医药卫生 , 2016, 32(21): 3285-3288.

[44] 黄超 , 黎丽群 , 吴耀忠等 . 芪胶升白胶囊防治恶性肿瘤化疗后骨髓抑制
疗效的 Meta 分析 [J]. 山东医药 , 2015, 55(24): 66-68.

[45] 赵泽丰 , 何希瑞 , 张强等 . 地榆升白片治疗肿瘤化疗后引起的白细胞减
少 Meta 分析 [J]. 西北药学杂志 , 2017, 32(5): 648-652.

[46] 肖秋菊 , 舒诚荣 , 鲁丽娟等 . 艾愈胶囊联合利可君治疗恶性肿瘤化疗后
白细胞减少的临床疗效观察 [J]. 中国医药科学 , 2021, 11(10): 79-81.

[47] 徐胜昔 , 张利群 , 郭翔取等 . 艾愈胶囊辅助治疗乳腺癌的有效性、安全
性及经济性研究 [J]. 中国医院用药评价与分析 , 2014, 14(9): 780-783.

[48] 杨坤 . 艾愈胶囊联合 CAF 化疗方案治疗乳腺癌的临床研究 [J]. 现代药
物与临床 , 2016, 31(12): 1980-1983.

[49] 王文波 , 尹天雷 . 升血宝颗粒治疗化疗所致恶性肿瘤白细胞减少 60 例临床观察 [J]. 中医药导报 , 2011, 17(5): 15-17.

[50] 杨泽江 , 李志革 , 黄秉琰 . 生血宝防治化疗所致骨髓抑制 13 例临床观察 [J]. 实用医技杂志 , 2003(1): 78-79.

[51] 张钧 , 杨颖 , 王于英 . 生血宝对化疗病人骨髓抑制的预防及治疗 [J]. 北京中医药大学学报 , 2000(6): 62-63.

[52] 张立双 , 金鑫瑶 , 张俊华等 . 养正消积胶囊联合化疗治疗消化道恶性肿瘤疗效和安全性的 Meta 分析 [J]. 中国循证医学杂志 , 2018, 18(1): 59-66.

[53] 黄睿 , 李童 , 李美霞等 . 针刺治疗化疗后骨髓抑制的系统评价与 Meta 分析 [J]. 中国针灸 , 2021, 41(5): 557-562.

[54] 李扬帆 . 穴位埋线配合雷火灸治疗放化疗后白细胞减少症疗效观察 [J]. 上海针灸杂志 , 2012, 31(8): 579-580.

[55] 林彤彦 , 陈爽 , 赵岩 . 八珍汤联合雷火灸治疗乳腺癌化疗后白细胞减少的临床观察 [J]. 中国中医药科技 , 2020, 27(6): 984-985.

[56] 王志光 , 向培 , 范先基等 . 穴位埋线在 GT 方案治疗转移性乳腺癌中的应用 [J]. 广东医学 , 2013, 34(6): 959-962.

[57] 谢枫枫 , 陈凯霓 , 李宝等 . 穴位埋线防治乳腺癌 FEC 化疗所致骨髓抑制的临床研究 [J]. 广州中医药大学学报 , 2017, 34(4): 530-534.

[58] ZHANG X-N, LI Y-Y, ZHANG Y-H, et al. Shengmai San for Treatment of Cardiotoxicity from Anthracyclines: A Systematic Review and Meta-Analysis [J]. *Chin J Integr Med*, 2022, 28(4): 374-383.

[59] 刘璨 , 邢雁伟 , 苏鑫等 . 中医药对肿瘤蒽环类化疗导致心脏毒性保护作用的 meta 分析 [J]. 海南医学院学报 , 2022, 28(5): 377-389.

[60] 李双凤 , 李春 , 于瑞丽等 . 中药汤剂治疗蒽环类药物所致心脏毒性的网状 Meta 分析 [J]. 世界科学技术－中医药现代化 , 2022, 24(1): 183-194.

[61] 王海坤 , 吴娜 , 苏丹等 . 中药注射液防治蒽环类抗生素致心脏损伤的网状 Meta 分析 [J]. 中国中药杂志 , 2022, 47(16): 4517-4528.

[62] 陈蓉艳 , 赵玉霞 , 赵秀升等 . 复方丹参滴丸治疗恶性肿瘤有阿霉素指南

化疗致心脏毒性疗效观察 [J]. 中华适宜诊疗技术杂志 , 2006, 24(1): 7-8.

[63] 刘灵芝 . 复方丹参滴丸对肺癌患者放疗所致心脏损伤的保护作用 [J]. 肿瘤基础与临床 , 2012, 25(5): 440-441.

[64] 马进安 , 贾贤军 , 邱振华等 . 复方丹参滴丸对乳腺癌化放疗心脏毒性的保护 [J]. 医学临床研究 , 2006(7): 1160-1161.

[65] 王晓聪 , 宫爱民 . 复方丹参滴丸治疗乳腺癌 CAF 方案化疗致心脏毒性疗效观察 [J]. 河南肿瘤学杂志 , 2004(4): 290-291.

[66] LI S, SO T-H, TANG G, et al. Chinese Herbal Medicine for Reducing Chemotherapy-Associated Side-Effects in Breast Cancer Patients: A Systematic Review and Meta-Analysis [J]. *Front Oncol*, 2020, 10: 599073.

[67] WANG S, YANG T, SHEN A, et al. The scalp cooling therapy for hair loss in breast cancer patients undergoing chemotherapy: a systematic review and meta-analysis [J]. *Support Care Cancer*, 2021, 29(11): 6943-6956.

[68] 丁彤晶 , 念家云 , 张青等 . 中医外治法治疗急性放射性皮炎疗效的 Meta 分析 [J]. 北京中医药 , 2021, 40(1): 90-95.

[69] 陈晓莉 , 王琴 , 邓超等 . 康复新液联合医用射线防护剂对头颈部肿瘤放射性皮炎的应用研究 [J]. 检验医学与临床 , 2017, 14(15): 2194-5+8.

[70] 冯志平 , 宋元华 , 邓智勇等 . 康复新液治疗鼻咽癌患者放射性皮炎的临床观察 [J]. 中国药房 , 2018, 29(10): 1392-1395.

[71] 姜红岩 , 高殿玺 . 康复新液、乳酸依沙吖啶联合局部氧疗对放射性皮肤损伤的影响 [J]. 国际中医中药杂志 , 2015, 37(3): 224-227.

[72] 王建国 , 袁保华 , 熊军等 . 康复新液预防放射性皮炎的疗效观察 [J]. 现代中西医结合杂志 , 2011, 20(27): 3426-3427.

[73] 张碧碧 . 康复新液冰敷对直肠癌放疗患者肛周皮肤的保护作用 [J]. 浙江中医杂志 , 2021, 56(3): 177.

[74] 燕忠生 , 冯石芳 , 李斌儒等 . 痰热清注射液治疗放射性肺炎的更新 Meta 分析 [J]. 西部中医药 , 2015, 28(7): 63-67.

[75] 黄麟杰 , 刘慧敏 , 李聪 , 陈富超 . 痰热清注射液预防放射性肺炎的 meta 分析 [J]. 国际中医中药杂志 , 2014, 36(9): 789-793.

[76] 葛劲松, 刘传, 范源等. 百合固金汤联合抗生素及激素治疗放射性肺炎的 Meta 分析 [J]. 甘肃医药, 2015, 34(8): 566-570.

[77] 丁雪委, 史华, 程斌. 千金苇茎汤内服治疗放射性肺炎临床疗效观察 [J]. 中华中医药学刊, 2015, 33(6): 1307-1309.

[78] 孙宏新, 苗灵娟. 千金苇茎汤加味治疗恶性肿瘤放射性肺炎 36 例 [J]. 河南中医学院学报, 2009, 24(2): 49-50.

[79] 王晓露, 潘宇, 戴虹. 苇茎汤加味治疗放射性肺炎 22 例 [J]. 福建中医药, 2008, 39(6): 42.

[80] 方庆亮, 薛鸿浩, 王蕾等. 养阴清肺汤联合西医常规治疗急性放射性肺炎临床观察 [J]. 中国中医急症, 2020, 29(12): 2173-2176.

[81] 张云云. 养阴清肺汤对乳腺癌术后放射性肺炎患者氧化应激反应及免疫功能影响研究 [J]. 辽宁中医药大学学报, 2017, 19(12): 155-158.

[82] 吴孝田. 清燥救肺汤联合常规疗法治疗放射性肺炎 32 例临床观察 [J]. 江苏中医药, 2013, 45(2): 41-42.

[83] 朱新瑜, 张天成, 倪广生等. 放射性肺损伤的肺癌患者采用清燥救肺汤治疗的临床效果 [J]. 中国地方病防治杂志, 2017, 32(03): 312-313.

[84] 李守山, 周雪梅, 熊化萍. 沙参麦冬汤加减治疗肿瘤放射性肺炎临床研究 [J]. 中医学报, 2015, 30(3): 328-329.

[85] 万兴富, 何凤姣, 杜小艳. 西药联合沙参麦冬汤加减治疗肺癌放疗后急性放射性肺炎 46 例临床观察 [J]. 中国民族民间医药, 2021, 30(17): 107-109.

[86] 李晶, 刘亚娴, 王卫华等. 加味血府逐瘀汤治疗放射性肺损伤 30 例 [J]. 陕西中医, 2006(9): 1080-1081.

[87] 刘春秋, 李国欢, 王志武等. 血府逐瘀汤加减预防放射性肺纤维化的临床研究 [J]. 现代中西医结合杂志, 2016, 25(21): 2349-2351.

[88] 杜艳林, 王泽民, 王芳等. 加味逍遥散联合化疗治疗乳腺癌术后疗效观察 [J]. 现代中西医结合杂志, 2015, 24(3): 295-297.

[89] 黄智芬, 黎汉忠, 施智严等. 逍遥散化疗并用治疗乳腺癌 32 例分析 [J]. 中医药学刊, 2003(6): 1001-17+15.

[90] 孙士玲,杨丽萍,张红瑞等.逍遥散加味对乳腺癌术后化疗患者抑郁症的影响 [J].中华中医药杂志,2016,31(4):1499-1502.

[91] 董洁.桃红四物汤结合新辅助化疗对乳腺癌患者生存质量的影响 [J].中医药导报,2014,20(5):41-43.

[92] 杨海燕,童彩玲,黄梅.桃红四物汤配合新辅助化疗治疗瘀血内阻型乳腺癌的临床研究 [J].现代中西医结合杂志,2007(10):1327-8.

[93] 梁小珍.六味地黄汤加味治疗乳腺癌并围绝经期综合征临床研究 [J].湖北中医杂志,2011,33(4):25-26.

[94] 于洁,王笑民,杨国旺等.六味地黄丸合加味逍遥丸治疗乳腺癌合并围绝经期综合征的临床研究 [J].北京中医药大学学报 (中医临床版),2008(5):17-19.

[95] 来保勇,吕灵艳,赵静等.10 种口服中成药联合化疗治疗乳腺癌的网状 Meta 分析 [J].中草药,2021,52(21):6609-6624.

[96] 郭磊,吴栋林,杜新峰.香贝养荣汤加减治疗转移性气血两虚乳腺癌的临床分析 [J].中国实验方剂学杂志,2016,22(17):160-164.

[97] 刘莹.香贝养荣汤加减辨治局部晚期乳腺癌 (气血两虚证) 的近期疗效及对免疫功能的影响分析 [J].贵州医药,2019,43(12):1908-1910.

[98] 李阳,黄立中,龚辉等.加味阳和汤治疗乳腺癌骨转移的临床观察 [J].中南药学,2015,13(10):1105-1108.

[99] 孟祥悦.加味阳和汤治疗乳腺癌骨转移的临床疗效 [J].中外医疗,2017,36(26):159-161.

[100] 王志光,林丽珠.疏肝健脾益肾中药联合化疗治疗肝郁型转移性三阴性乳腺癌患者疗效及安全性研究 [J].中国全科医学,2015,18(6):620-624.

[101] 王子健,刘芬,韩捷等.疏肝健脾方联合化疗治疗晚期三阴性乳腺癌临床疗效观察 [J].世界中西医结合杂志,2020,15(5):932-935.

[102] 许炜茹,张青,富琦等.疏肝健脾法联合化疗治疗晚期乳腺癌临床研究 [J].世界中西医结合杂志,2016,11(6):815-818.

[103] ZHANG H, CHEN T, SHAN L. ShenQi FuZheng injection as an adjunctive

134

treatment to chemotherapy in breast cancer patients: a meta-analysis [J]. *Pharm Biol*, 2019, 57(1): 612-624.

[104] LAI B-Y, CHU A-J, YU B-W, et al. Clinical Effectiveness and Safety of Chinese Herbal Medicine Compound Kushen Injection as an Add-On Treatment for Breast Cancer: A Systematic Review and Meta-Analysis [J]. *Evid Based Complement Alternat Med*, 2022, 2022: 8118408.

[105] 林芝娴, 陈江锋, 周丽琴等. 补肾法对乳腺癌患者内分泌治疗后性激素影响的 Meta 分析 [J]. 浙江中西医结合杂志, 2019, 29(7): 584-589.

[106] 毛静瑜. 中医药治疗三阴性乳腺癌的 Meta 分析及临床研究 [D], 2018.

[107] 陈云莺. 扶正消瘤汤治疗 Her-2 阳性晚期乳腺癌的临床疗效研究 [J]. 中医临床研究, 2021, 13(9): 74-76.

[108] 张至惠, 胡述博, 王志峰等. 补肾活血汤联合曲妥珠单抗治疗 Her-2 阳性晚期乳腺癌临床疗效及对患者免疫功能的影响 [J]. 世界中医药, 2019, 14(4): 993-996.

[109] 师帅, 胡元会, 宋庆桥等. 丹田降脂丸治疗高脂血症的系统评价和 meta 分析 [J]. 北京中医药, 2019, 38(4): 388-392.

[110] 林建国, 姚魁武, 徐舒欣等. 荷丹片治疗血脂异常有效性及安全性的系统评价 [J]. 中西医结合心脑血管病杂志, 2022, 20(9): 1543-1552.

[111] 杨萍, 舒详兵, 刘华等. 血脂康胶囊联合他汀类药物治疗高脂血症的系统评价 [J]. 中国医院用药评价与分析, 2021, 21(3): 319-23+28.

[112] 刘美玲, 张青颖, 郭义. 针刺疗法干预高脂血症有效性和安全性的 Meta 分析 [J]. 中国全科医学, 2021, 24(33): 4268-4275.

[113] 李欢, 李桂平. 耳穴治疗高脂血症随机对照临床研究文献 Meta 分析 [J]. 河北中医, 2017, 39(10): 1565-1572.

[114] 郭满. 中医药预防及治疗乳腺癌术后并发症临床疗效的 Meta 分析 [D], 2017.

[115] 俞国红, 胡婵娟, 汪永坚. 耳穴贴压对乳腺癌改良根治术后焦虑和疼痛的影响 [J]. 上海针灸杂志, 2014, 33(4): 332-334.

[116] 张冬妮, 卢雯平. 磁珠耳穴贴压对乳腺癌患者创伤后应激障碍的干预

效果评估 [J]. 中国医药 , 2021, 16(1): 90-93.

[117] 陈建兰 , 郭洪波 , 陈伟革等 . 八珍汤加味调节大肠癌术后癌因性疲乏免疫功能 [J]. 中医临床研究 , 2018, 10(36): 80-82.

[118] 张建军 , 张永强 , 周芳等 . 八珍汤加味调节大肠癌术后癌因性疲乏免疫功能 [J]. 中国实验方剂学杂志 , 2017, 23(11): 196-201.

[119] 崔艺馨 , 米继伟 , 冯宇等 . 黄芪四君子汤治疗乳腺癌癌因性疲乏的疗效及机制 : 基于 94 例临床随机对照试验和网络药理学 [J]. 南方医科大学学报 , 2022, 42(5): 649-657.

[120] 章淼 , 张智敏 . 加味四君子汤缓解气血不足型癌因性疲乏临床观察 [J]. 四川中医 , 2019, 37(4): 91-93.

[121] 耿雨晴 , 尤建良 , 龚时夏等 . 雷火灸治疗乳腺癌化疗患者气虚型癌因性疲乏的效果和安全性观察 [J]. 中医临床研究 , 2020, 12(22): 33-35.

[122] 王力 , 张寅斌 , 杨荔等 . 雷火灸治疗乳腺癌术后放化疗患者的气虚型癌因性疲乏的临床观察 [J]. 世界临床药物 , 2021, 42(10): 873-880.

[123] 江淑聘 , 肖志伟 . 系统护理干预配合四花灸法对中晚期乳腺癌患者癌因性疲乏的临床研究 [J]. 中医药导报 , 2018, 24(13): 111-113.

[124] 林云月 , 关凤光 , 林朝春 . 艾灸疗法在缓解乳腺癌化疗患者癌因性疲乏中的效果探讨 [J]. 医药前沿 , 2020, 10(6): 207-208.

[125] 崔飞飞 , 李怡帆 , 卢雯平 . 金天格胶囊治疗乳腺癌患者芳香化酶抑制剂相关的肌肉关节症状的研究 [J]. 世界中医药 , 2015, 10(11): 1726-1728.

[126] 孔令昭 . 金天格胶囊治疗阿那曲唑致绝经后乳腺癌患者骨量减少的临床研究 [J]. 中国骨质疏松杂志 , 2015, 21(3): 314-317.

[127] 夏英鹏 , 王辉 . 金天格胶囊治疗绝经后乳癌患者术后骨质疏松的临床观察 [J]. 中国骨质疏松杂志 , 2015, 21(7): 812-816.

[128] ZHU X-Y, LI Z, CHEN C, et al. Physical Therapies for Psychosomatic Symptoms and Quality of Life Induced by Aromatase Inhibitors in Breast Cancer Patients: A Systematic Review and Meta-Analysis [J]. *Front Oncol*, 2021, 11: 745280.

[129] 陈州华 , 周胜涟 , 徐婪等 . 手足浸泡方治疗手足综合征临床研究 [J]. 河

南中医 , 2017, 37(4): 703-705.

[130] 刘健美 , 黄静 . 中药熏洗治疗希罗达所致手足综合征 30 例疗效观察 [J]. 湖南中医杂志 , 2016, 32(3): 129-1231.

[131] 刘可期 , 孙畋 , 许香贵等 . 加味泻心汤合紫草橄榄油外用防治卡培他滨相关性手足综合征 80 例临床观察 [J]. 四川中医 , 2018, 36(9): 119-121.

[132] 娄彦妮 , 陈信义 , 田爱平 . 通络活血法外用治疗化疗性手足综合征临床研究 [J]. 辽宁中医药大学学报 , 2013, 15(4): 68-70.

[133] 吕辉 . 自拟仙草方对卡培他滨化疗所致手足综合征自觉症状改善的疗效和护理观察 [J]. 四川中医 , 2018, 36(9): 209-212.

[134] 应海峰 , 郭元彪 , 郑岚等 . 五味宣痹汤早期干预防治卡培他滨所致手足综合征的临床观察 [J]. 辽宁中医药大学学报 , 2014, 16(10): 108-110.

[135] 张晓迪 , 陈嘉璐 , 高静东 . 温经化瘀方外治化疗相关性手足综合征的临床观察 [J]. 浙江中医药大学学报 , 2017, 41(2): 142-145.

[136] 周胜涟 , 陈州华 , 徐婪等 . 芪归通络汤防治化疗后手足综合征的临床研究 [J]. 湖南中医杂志 , 2016, 32(9): 11-14.

[137] 朱孝娟 , 李杰 . 参草手足润肤膏治疗手足综合征随机双盲对照试验临床观察 [J]. 中华中医药杂志 , 2019, 34(8): 3825-3828.

[138] 冯海燕 . 康复新液在护理皮肤皲裂中的疗效观察 [J]. 解放军护理杂志 , 2004(11): 5.

[139] 赖景春 . 康复新液联合维生素 B6 治疗化疗相关性手足综合征临床观察 [J]. 辽宁中医药大学学报 , 2011, 13(5): 179-180.

[140] 陈丽霞 , 闫峰 . 雷火灸联合维生素 B6 治疗卡培他滨化疗所致手足综合征的临床研究 [J]. 山东中医药大学学报 , 2020, 44(6): 674-678.

[141] 韦炜 , 黄波 , 黎志远等 . 督脉灸联合中药泡洗对卡培他滨相关性手足综合征的防治作用 [J]. 河北中医 , 2021, 43(3): 423-5+9.

[142] 陈耀龙 , 杨克虎 , 王小钦等 . 中国制订 / 修订临床诊疗指南的指导原则（2022 版）[J]. 中华医学杂志 , 2022, 102(10): 697-703.

## 卵巢癌中西医结合诊疗指南

主编　卢雯平　王建六

定价　48.00 元

　　汇集众多领域专家智慧，以循证医学为基础，融合中西医治疗理念，为卵巢癌的诊断与治疗提供了标准化、规范化的指导。

　　不仅详尽介绍了卵巢癌的现代医学诊断与治疗方法，还特别强调了中医药在药物治疗中的管理作用。书中的治疗方案均基于临床实践和专家共识，兼具实用性与操作性，便于医师能快速应用于临床实践。

　　内容层次分明，科学性强，旨在规范卵巢癌的中西医结合诊断与治疗，为临床医师提供了完整的中西医结合处理策略与方法，弥补了指导性文件的空缺，全面提升了治疗的规范性和科研水平，有利于与国际学术发展接轨。

出版社官方微店